황제내경 365일 양생을 말하다

예쁜 몸과 아름다운 마음으로 사는 법

황제내경 365일 양생을 말하다

예쁜 몸과 아름다운 마음으로 사는 법

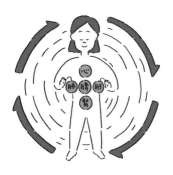

스즈키 치세(鈴木知世) 지음
이주관(한의사) 이진원 옮김

청홍

저자
스즈키 치세 鈴木 知世

인애중국침구원(仁愛中國鍼灸院) 원장(院長). 도쿄 출생. 가쿠슈인대학을 졸업한 후, 다이이치칸교은행(第一勸業銀行, 현 미즈호은행)에 입사. 목에 입은 상처를 계기로, 의료에 흥미를 가지게 되어 미국의 일본인 전용 클리닉에 근무. 미국 의료재단법인의 사무국장을 겸임. 이 클리닉에서 중국광동성종합병원(광저우중의학대학부속의원)의 일본인 부문 프로듀서 및 통역으로 파견. 이 병원은 당시(2003년) 세계에서 드물게 서양의학과 동양의학(중의학)의 좋은 점을 결합한 동서의료협진을 실천한 병원으로 미국과 일본에서 시찰을 오는 의사들을 상대로 영어, 중국어, 일어를 구사하며 통역하는 일을 하며 동서결합의료를 체험하게 된다. 환자와 접촉하면서 일본에도 동서결합의료가 필요하다고 실감, 치료가의 길에 뜻을 두게 된다. 둘째 아이의 출산을 계기로 일본으로 돌아와 침구사 자격을 취득. 가나가와현 요코하마 시내의 내과, 비뇨기과 클리닉에서 침구 치료 부문을 시작한다. 그즈음 이 현의 야마토 시내에 있는 인애중국침구원 전 원장을 만나 귀국에 맞춰 침구원의 후계를 제안 받는다. 전 원장은 서양의의 자격을 가지고 동서결합의료의 발상이 반드시 필요하다는 철학으로 침구 치료를 실천하고 있었다. 이에 의료 가치관을 공유한다는 점에서 제안을 수락, 2014년 인애중국침구원의 2대 원장이 되었다. 이 병원은 20년 이상 된 침구원으로 1년 동안 병원을 찾는 환자 수가 3천5백명 정도라 한다. 수도권뿐 아니라 전국에서 환자들이 방문하고 있다.
http://jinaichugoku.com

일러스트 ○ Yusuke Mashiba

들어가며

가벼운 두통, 몸의 냉기와 부종,
불면과 생리불순
예전보다 쉽게 풀리지 않는 피로……
———이런 작은 이상 증상들에 시달리고 있지 않은가?

질병은 아니지만,
매일, 자신의 몸 어딘가에서 느껴지는 이상을
걱정하고 있는 여성들이 많을 것이다.

그런 여성들에게
'동양의학식' 몸과 마음을 다스리는 법을 전하고 싶다.
중국의 가장 오래된 의학서에도
"1년간 일어나는 자연의 변화를 파악하고
계절에 맞는 생활을 하면 병에 걸리지 않는다"
라고 쓰여 있다.

봄, 여름, 가을, 겨울 각각의 계절감을 되찾으면
자신을 건강하고 아름다운 상태로 가꾸어 나갈 수 있다.
자연스런 상태로 몸과 마음을 되돌리는 것.
이것이 가장 좋은 '양생(養生)'이다.

○ ○ ○ ○ ○ 　　5

목 차

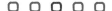

◎ 제4장 겨울의 양생 —— 11, 12, 1월 · · · · · · · · · · · · ·

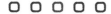

◎ 동양의학의 기초 노트 ·

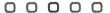

서장

몸과 마음은 연결되어 있다.

작은 이상을

큰 문제로 만들지 않기 위해

양생을 실천하자.

여성이 건강하고 아름답기 위해서는
반드시 자신의 나이와 마주해야 한다.
그런 다음,
여성호르몬을 촉진하기 위한
식사 방법과 하루의 습관 등
계절에 맞는 생활을 하는 것이 중요하다.
우선 여성의
라이프 스테이지(연령의 무대)와
식사 방법 등에
기초가 되는 사고방식을 소개하겠다.

7배수의 나이에 무대가 바뀐다
: 오늘날에도 두루 통하는 답이다

현대인 중 많은 사람들이 20대, 30대, 40대, 50대 등 10년을 기준으로 나이와 몸의 관계를 받아들인다.

30세를 앞둔 29세의 여성은 마음이 무겁고, 39세의 여성은 '나는 40세가 아니라 39세, 30대입니다!'라고 어필하는 모습을 쉽게 접할 수 있다. 노화에 대한 소심한 저항이라고 해야 할까? 하지만 나이와 몸의 관계를 **성장과 노화, 호르몬이라는 관점에서 본다면** 동양의학에서는 39세와 40세를 모두 동일한 단계로 받아들이고 대처해 나간다.

"남성은 8의 배수. 여성은 7의 배수"

동양의학에서는 2천 년 이상도 더 전부터 이렇게 말해 왔는데, 대체 무슨 말일까? 여성의 연령별 무대를 살펴보자.

▢ 성장과 노화에 관한 여성의 7단계 무대 ▢

여성은 35세를 경계로 노화를 느끼기 시작하여, 완경(폐경)이라는 큰 단락의 매듭에서 여성호르몬이 현저하게 감소하는데, 49세경까지는 생식이 가능하다. 이에 비해 남성은 64세경까지 생식이 가능하다. 남성의 성장과 노화는 8단계(8의 배수를 곱한 8×8=64)로, 신체적 최고의 정점은 32세이다. 24~32세가 가장 건강한 시기로, 40세에 노화를 느끼기 시작한다. 여성의 35세가 남성의 40세에 해당한다.

《여성의 라이프 스테이지》

제1무대	**7세**	유치가 빠지고 영구치가 새로 나기 시작한다.
제2무대	**14세**	초경을 맞는다. 2차 성징의 시기이다.
제3무대	**21세**	여성으로서의 몸이 성숙한다.
제4무대	**28세**	여성으로서의 완성기. 출산의 위험이 가장 적은 시기이다.
제5무대	**35세**	피부의 탄력, 머리카락의 윤기가 감소하기 시작한다. 스스로도 노화의 변화를 느끼기 시작한다.
제6무대	**42세**	흰머리, 주름이 신경 쓰이는 시기이다.
제7무대	**49세**	완경을 맞는다. 이 나이를 경계로 출산이 쉽지 않게 된다.

여성의 양생은 28세부터

:신체 형성이 가장 충실한 나이

'여성의 양생(養生)은 28세부터'라는 것은, 두 말할 필요도 없이 여성으로 완성된 28세의 젊음과 아름다움을 유지하길 바라기 때문이다.

21세부터 피어나기 시작한 건강미는 28세에 최고조에 달한다. 인간이라면 누구나 이 절정의 젊음과 아름다움을 조금이라도 더 유지하면서 보다 완만하고 느리게 다음 무대를 맞고 싶을 것이다. 동양의학에서 '안티에이징은 28세부터 시작하자'라는 말은 이런 의미이다.

그리고 이것을 실현할 수 있는 방법이 동양의학의 지혜인 '양생'(병에 걸리지 않고 건강한 생활을 하기 위해 노력하는 것-역주)이다. 28세도 안되어 몸의 이상 증상으로 힘겨운 사람은 타고난 체질이 약하거나 현재의 라이프스타일에 무리가 있을 가능성이 있다. 이런 사람은 바로 동양의학식 양생 생활로 전환하여 자연치유력을 강화하자.

여성은 35세에 변화를
느끼기 시작한다

:생리 전후로 불안정한 기분이 우울증으로

아무리 외모가 젊고 아름다워도 **여성은 35세가 되면 적잖이 '노화'를 느끼기 시작한다.** 감각적으로 '무슨 말씀을?'이라며 공감하지 못하는 사람도 많아 아직 '나이를 먹었구나'까지는 아니지만 다음과 같은 증상들을 실감한다.

피로가 잘 가시지 않는다. 피부의 탄력이 신경 쓰이고 피부가 건성 혹은 민감성이 되었다. 머리카락의 수와 가마, 굵기가 걱정된다. 엉덩이와 가슴, 아랫배의 라인이 신경 쓰이기 시작한다. 생리 전후로 기분이 불안정해지고 쉽게 우울해진다.

이것은 라이프 스테이지의 **다섯 번째 단계에 들어서면 생리가 조금씩 불규칙해지고 성욕과 성기능의 쇠퇴가 시작**되기 때문이다. 하지만 생리의 경혈량이나 일수, 기초 체온, 성욕, 성기능에 있어 네 번째 무대와 비교해 걱정할 만큼 큰 차이를 느끼지 못한다. 35세를 막 넘겼는데 이러한 변화가 눈에 띠게 나타날 경우, 노화가 빠르게 진행될 수 있으므로 주의해야 한다.

○ ○ ○ ○ ○ ○

완경(폐경) 전후의
42세와 49세의 무대
:몸과 마음이 피로하지 않도록 신경 써야

여성은 일생동안 일곱 번의 무대에 오른다. 제7 무대인 49세에 완경을 맞는다고 생각하면 **42세라는 여섯 번째 무대는 생식 능력 면에서 마지막 단계**에 와 있다고 할 수 있다. 물론 예외는 있다. 최근 연령 무대보다 한두 단계 젊은 외모와 몸을 지닌 사람이 늘고 있다. 남녀 모두 생식 가능한 나이가 높아지고 있다. 이것은 최근 100년 사이에 문명이 발달하고 생활환경이 개선된 덕이지만, 인간을 생물의 일종으로 보았을 경우, 생식 나이에는 그렇게 큰 변화가 없다. 다시 말해 64세 정도까지 생식 가능한 남성과 그렇지 않은 여성에게 50세가 갖는 의미는 크게 다른 것이다.

여성은 여섯 번째 무대에서 다음과 같은 증상이 나타난다. 마음처럼 몸이 따라주지 않아 체력이 약해졌음을 느끼거나 피부가 거칠어지고 주름이 생기며 흰머리가 신경 쓰이기 시작한다. 기억력과 집중력이 떨어지고 잠을 깊이 못 이루며 새벽녘 화장실에 가기 위해 잠이 깬다. 무릎, 어깨, 등의 관절부나 치아에 문제가 생기기 시작하고 여성호르몬 감소와 함께 난소의 기능이 약해지며 자궁도 위축되고 작아진다. 동시에 자궁내막의 탄력이 줄고 얇아지며 근층(자궁벽안)도 쇠퇴한다. 초산과 마찬가지로 임신이 어려운 시기에 들어서며, 성욕도 감퇴해 성생활이 귀찮아 지는 사람도 있다. 생리 리듬도 무너지기 시작하지만 완경(폐경)에 이르기는 아직 이른 시기이므로 위축될 필요는 없다.

한편 49세 즈음에는 난소 기능의 저하와 함께 자궁내막과 근층도 더욱 위축된다. 완경의 나이는 개인차가 있지만 동양의학에서는 일반적으로 일곱 번째 무대에 들어선 49세 즈음으로 받아들인다. **여성은 완경을 맞으면 여성호르몬이 현저하게 감소**한다. 남성보다 여성이 갱년기 장애 증상이 심하게 나타나는 것은 급격한 여성호르몬의 감소로 인해 체내에서 큰 변화가 일어나기 때문이다. 여섯 번째 무대에서 나타나기 시작한 각각의 증상들이 좀 더 심해지고 쉽게 기분이 가라앉는다.

○ ○ ○ ○ ○ ○

몸의 변화

자궁의 변화

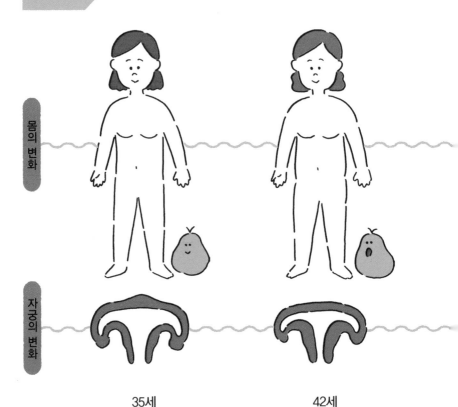

35세	42세

'나는 아직 건강해'라고 생각하면서도 몸의 이상 증상들을 느끼기 시작한다. 밤늦게까지 잠을 이루지 못하거나 자외선으로 인한 피부 손상도 걱정되는 나이다.

실제 나이보다 젊어 보이는 사람이 증가하고 있지만 마음처럼 몸이 따라주지 않는 나이. 여성호르몬의 분비가 앞으로의 몸 상태를 좌우한다.

20

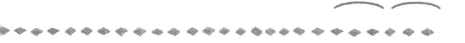

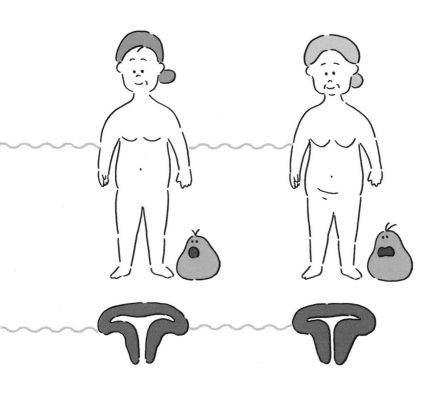

49세

❖ ❖ ❖ ❖ ❖ ❖

불규칙해졌던 생리가 서서히 줄
고 이때를 전후로 완경을 맞는
사람이 많으며 여성호르몬의 분
비가 점차 감소한다.

완경 후

❖ ❖ ❖ ❖ ❖ ❖

흰머리와 주름이 늘고, 피부가
쉽게 건조해 지는 등 노화가 진
행된다. 백내장, 녹내장 등 안과
질환에 걸리기 쉽고 청력도 저
하된다.

○ ○ ○ ○ ○ ○

100세에도 여성호르몬은 중요
:자연과 조화를 이루며 생활하는 것

'여성은 80세, 90세, 100세가 되어도 여성호르몬이 중요' - 이것은 여성 케어의 기본이다. 젊음, 건강, 아름다움…… 무엇이 되었든 여성호르몬을 빼놓고는 말할 수 없다. 수많은 종류의 호르몬은 내분비라 하여 체내의 샘(腺)에서 분비된다. 하루 분비량은 한 티스푼도 채 안 되지만 자율 신경과 협동하여 몸을 양호한 상태로 일정하게 유지시킨다. 이것을 호메오스타시스(Homeostasis)라 한다.

여성호르몬은 크게 에스트로겐(estrogen)과 프로게스테론(Progesterone) 2종류가 있다. 에스트로겐은 여성스러운 몸을 만드는 역할을 한다. 프로게스테론은 임신을 위한 호르몬으로, 생리에서는 배란에 관계하여 다음 생리까지 고온기를 유지한다. 프로게스테론이 분비되면 체온은 높게 유지된다. 다시 말해 **프로게스테론의 분비가 적으면 냉증이 쉽게 나타나는 경향이 있다**고 할 수 있다.

완경 후, 여성호르몬이 극단적으로 감소한 경우, 뼈가 푸석푸석해지고 골다공증의 위험이 높아진다. 또한 혈관이 경화되어 심장에 대한 부담이 커지고 고혈압의 걱정도 생긴다. 생리가 순조로울 때는 저혈압이었던 사람도 완경 후에 고혈압이 되는 경우가 적지 않다. 다시 말해 여성호르몬의 감소는 여성에게 있어 그냥 손 놓고 있을 수많은 없는 상태인 것이다.

하지만 우리 여성들이 동양의학식 생활을 한다면 여성호르몬을 활성화시켜 호르몬이 감소하는 완경까지의 시기를 원만하게 지낼 수 있다. 뿐만 아니라 모든 라이프 스테이지에서 여성이 지닌 생명력을 향상시켜 건강미 있는 몸을 만들 수 있다. 그러면 여성호르몬을 활성화시키고, 가능한 한 생리가 순조롭게 이어지게 하려면 어떻게 해야 할까? 바로 계절에 맞는 양생과 식양생(食養生)을 하는 것이다. 300년 이상 이어져 내려온 건강미의 지혜를 일상의 생활 속에 녹여 몸을 가꾸는 기본으로 삼자.

○ ○ ○ ○ ○ ○

식사는 5:3:2의 비율이 기본
: 아침밥은 든든 저녁은 가볍게

여성의 젊음과 건강을 유지하는 데 가장 필요한 것이 바로 여성호르몬, 그 분비를 촉진하려면 식사 방법이 매우 중요하다. 그래서 계절에 맞는 양생을 소개하기 전에 1년을 관통하는 식양생에 관해 설명하겠다.

동양의학에는 '장기는 각각 활성화하는 시간대가 다르므로 이를 양생에 활용하자'라는 시진양생(時辰養生)의 사고방식이 있다. 이것에 기초한 하루의 식사 패턴이 '5:3:2 식이요법'이다. 아침식사 5, 점심식사 3, 저녁식사 2의 비율로 먹는다는 뜻이다. 이 식양생은 내부 장기에 부담이 가장 적으므로 내장의 나이를 젊게 유지할 수 있다.

복부에 붙은 지방이 '차가운 복대'가 되어 내장의 기능을 약화시키고 성호르몬 분비에 악영향을 미치는 경우가 있는데, 5:3:2 식이요법은 내장지방의 연소에도 효과가 있어 허리둘레가 감소한다. 한 걸음 나아가 효과를 좀 더 높이는 포인트는 씹기[咀嚼, (저작)]이다. 내장을 활성화시켜 소화를 해야 하므로 가능하면 100회, 최소한 30회 정도를 충분히 씹는다. 몸무게의 감소는 1주일에 500g 정도, 1개월에 2kg까지가 바람직하다. 변비가 심한 사람이 실천하면 배변 활동이 좋아지고 몸무게가 그 이상 감소하기도 한다.

현재 '조식2:점심3:저녁5'의 패턴으로 생활하고 있다면 전날 저녁 식사를 다음날 아침 식사로, 저녁은 채소 위주의 식사로 개선하면 좋을 것이다. 밤 시간, 자기 전에는 최소한의 식사로 충분하다. (빵, 파스타, 라면 등의 밀가루 식품은 영양 흡수율이 좋아 병을 앓고 난 후에는 좋지만 체중을 줄이고 싶을 때는 적합하지 않다. 특히 밤에 먹으면 살찌기 쉽다.)

이상으로 식사 방법이 얼마나 중요한가를 이해했을 것이다. 그리고 또 하나 여성호르몬의 분비에 중요한 요인은 계절에 맞는 생활을 하는 것이다. 그러면 1장에서 계절별 구체적인 양생을 배워보도록 하겠다.

○ ○ ○ ○ ○ ○

제1장 봄의 양생

——— 2, 3, 4월

봄은 만물이 깨워나는 계절.

초목은 활기차게 싹을 틔우고

조용히 잠자던 생물들은

활발히 움직이기 시작한다.

자연의 흐름에 맞춰 몸과 마음을 열고
여유로운 생활을 하자.
아침에는 일찍 일어나도록 하자.
하늘의 기운인 태양의 빛을 한껏 받으면
몸속 양기를 북돋울 수 있다.
봄은 이제까지 해본 적이 없는
새로운 일을 시작하는 데 최고의 계절이다.
자, 동양의학식 양생을 시작하여
자신이 소원하는 건강한 몸을 만들어 보자.

아침에도 밤에도 물을 마신다
:충분한 수분 섭취가 중요

봄은 겨울에 비해 일조 시간이 길어지므로 초목이 싹을 틔우듯 몸의 신진대사도 활발해진다. 대사의 주재료인 물을 자주 마시자.

신진대사는 밤에 활성화된다. 밤에 수분이 부족하면 **젊어질 수 있는 모처럼의 기회**를 놓치게 된다. 또한 다리에 쥐가 나기도 한다. 그러므로 평소 밤에는 물을 많이 마시지 않던 사람도 머리맡에 물그릇이나 물병을 항상 놓아두도록 하자.

낮 동안은 물론, **밤사이 수분 보충에는 물, 특히 '끓인 물'[백탕(白湯); 아무것도 넣지 않고 맹탕으로 끓인 물]이나 상온의 물**을 추천한다. 밤사이 잠이 깨면 물을 마시자. 한 모금도 좋고 벌컥벌컥 충분히 들이켜도 좋다. 깨지 않고 아침까지 푹 잤을 때는 아침에 물을 많이 마시면 된다. 물을 마시기 위해 무리해서 밤에 일어날 필요는 없다.

28

봄철 물 마시는 법

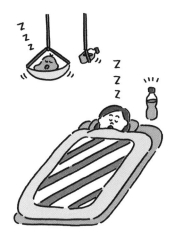

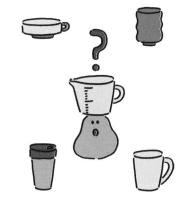

잠자리,
머리맡에 물병을
놓아둔다

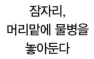

얼음물, 냉장고에서 차게 식힌 물은 오장육부에 부담을 주므로 삼가자. 주스나 차는 절대 NG(No good), 특히 당분이 들어있는 주스는 밤에 마시기에는 에너지가 너무 많다. 차도 카페인을 함유함과 동시에 이뇨 작용을 하므로 적합하지 않다. 잠을 잘 못 이루거나 수면의 깊이가 얕아진다.

봄에는
하루, 2ℓ의 물을
마신다

봄의 수분 섭취량은 적어도 하루에 2리터(ℓ) 정도를 기준으로, 조금 많아도 상관없다. (특별한 질병 등이 있을 경우는 제외) 매번 물의 양을 재는 것은 번거로우므로 즐겨 사용하는 컵이나 잔, 텀블러에 어느 정도의 양이 들어가는지 미리 계량하여 알아둔다.

○ ○ ○ ○ ○

미니스커트는 춘분까지
삼가야 한다
:멋보다는 건강이 우선

    1년 중 2월을 가장 춥게 느끼는 사람이 많은데 실제로 2월의 햇살은 따뜻하지만 바람이 강하여 추운 계절이다. **체감 온도는 습도, 풍속, 일조량 등에 영향**을 받는다. 예컨대 풍속이 1m 증가할 때마다 체감 온도가 1℃씩 내려가기 때문에 풍속이 10m라면 기온이 10℃ 더 낮게 느껴지는 것이다.

    봄에 가장 많은 발생 조건 중 하나가 10분간 평균 풍속 8m/s 이상의 바람이 부는 것이므로, 풍속 10m는 과장이 아니다. 습도를 고려하면 **1일 체감 온도가 20도 가까이 차이 날 때**도 있다. 그러므로 초봄에는 온도에 알맞은 복장을 선택해야 한다. 입춘(立春) 이후에는 한동안 바람이 강하게 불고 체감 온도가 내려가므로 무릎을 드러내는 옷은 춘분(春分)까지 참도록 한다. 상의는 느껴지는 햇살의 세기보다 한 장 두껍게 입도록 한다.

○ 2월 복장의 주의할 점 ○

겨울 동안 하체 쪽에 머물렀던 '기'(氣)는 자연이 싹을 틔우는 것과 마찬가지로 아래에서 위로 뻗어나가려 한다. 이런 때에 하반신을 차게 하면 막 기지개를 켜려던 기가 위축되어 버린다. '하의는 두툼한 옷을 입고, 상의로 조절'하며 생활하자.

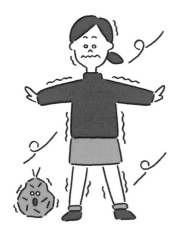

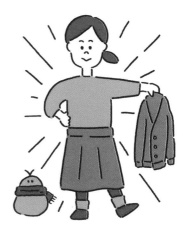

무릎을 드러내는 패션은 아직 이르다

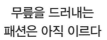

미니스커트나 반바지와 같이 무릎이 드러나는 패션은 스타킹이나 타이즈를 신고 있어도 몸을 차게 한다. 원래 타이즈 종류는 바람에 약한 법이다. 물론 맨다리는 당치도 않다. '하의는 두툼한 옷을 입고, 상의로 조절'하여 쾌적하게 생활하자.

따뜻할 때는 상의를 벗어 조절

상반신은 더우면 겉옷을 벗도록 하자. 따뜻하고 화창하며 바람이 없는 상태라면 티셔츠 하나로도 충분하다. 우선 색만으로도 봄을 느낄 수 있게 입자. 그리고 춘분이 되면 바람도 잦아들고 햇살도 오래 가므로 그때 봄에 어울리는 멋을 즐기도록 하자.

충분한 수면과 일찍 일어나기를

:적당한 운동을 해서 양기 발산

태양 빛을 받으면 체내 시계가 정상으로 작동하게 된다. 특히 아침의 태양 빛을 받으면 체내에 '세로토닌'(serotonin)이 생성되고 해가 저물면 이것이 '멜라토닌'(melatonin)으로 전환된다. 이 구조가 우리의 건강한 수면을 돕는 것이다. 겨울은 1년 중에서도 몸이 가장 약해지는 시기로, 봄이 되면 기운을 되찾기 위해 수면 시간이 길어진다. 여기서 기본은 조금 일찍 잠자리에 드는 것이다. **22시 전에 자는 것이 가장 좋으며**, 잠을 많이 자는 사람은 12시간을 자도 상관없지만 봄에는 반드시 일찍 일어나도록 한다. 때문에 긴 시간을 자고 싶다면 해가 지면 곧바로 잠자리에 드는 것도 하나의 방법이다.

아침의 태양 빛은 하늘에서 오는 양(陽)의 에너지로 가득하다. 이것을 받아들이며 몸을 부드럽게 움직이자.

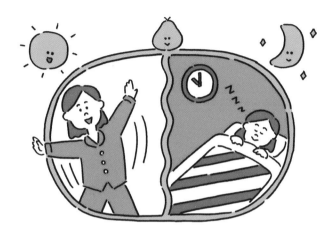

입춘부터 1개월 동안은 의식적으로 태양 빛을 받는다
봄이 되면 겨울의 햇빛 부족을 보충하자

겨울철은 영양과 일조 시간이 적기 때문에 뼈가 약해지는 계절이다. 비타민D는 인간이 체내에서 거의 합성하지 못하므로 태양광이 필요하다는 점에서 태양 비타민이라 불린다. 다시 말해 태양광을 받으면 비타민D가 만들어지는 것이다. 비타민D는 칼슘 흡수를 촉진하여 뼈를 튼튼하게 하는 기능이 있다. 그뿐 아니라 항균 효과가 있어 면역력도 증진된다. 또한 태양 빛을 받으면 '심'(心)에도 좋은 영향을 주어 혈압이 안정되고 혈액 순환도 좋아진다. 정신 활동을 다스리는 '심'이 좋은 에너지로 가득 차면 뇌도 활성화되므로 기억력도 향상되고 치매에도 좋은 효과가 있다고 한다.

○ ○ ○ ○ ○

몸도 머리카락도 자연스럽게

:태양을 느끼며 천천히 움직이는 체조

태양 아래에서 천천히 느긋하게 몸을 움직이는 것이 봄 양생의 기본이다.

특히 ○○ 스포츠라고 이름이 붙지 않아도 상관없다. 태극권이나 요가도 좋으며, 여유롭게 걷는 것도 추천한다. 근육을 단련하기보다는 천천히 스트레칭을 하는 이미지이다.

스포츠를 할 때는 머리카락이 방해가 되므로 단정히 묶거나 포니테일을 하고 싶은 사람도 있을 것이다. 하지만 봄 양생의 테마는 '여유'이므로 머리도 고무줄이나 핀으로 고정시키지 말고 가능한 한 자연스런 상태로 두자.

운동법을 찾는 데 머리를 쓰기보다는 조금이라도 더 움직이는 것이 좋은 계절이므로 다소 아날로그적인 맨손 체조일지라도 할 수 있는 범위에서 하는 것도 바람직하다. 아침이면, 태양을 느끼며 천천히 움직이는 35쪽의 체조는 어떨까?

봄의 태양체조

◆◆◆◆◆◆◆◆◆◆◆◆◆◆◆◆

1 심호흡

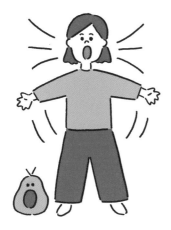

2 몸을 좌우로 돌린다

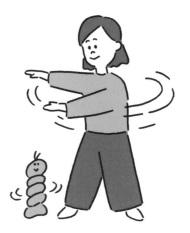

하늘의 기운을 얻기 위해 태양을 바라보며 태양에 손이 닿을 듯이 크게 뻗으면서 심호흡을 한다. 어깨너비보다 조금 넓게 다리를 벌리고 선다. 손을 들어 올리면서 천천히 크게 숨을 들이쉬고 손을 내리면서 천천히 내쉰다.

팔의 힘을 빼고 몸을 좌우로 비튼다. 처음에는 조금, 점점 많이 비튼다. 마지막에 가까워질수록 점점 동작을 작게 한다. 목과 척추가 아픈 사람은 무리하지 않도록 하자. 3분 정도 계속하면 점차 몸이 따뜻해진다.

○ ○ ○ ○ ○

3 스트레칭

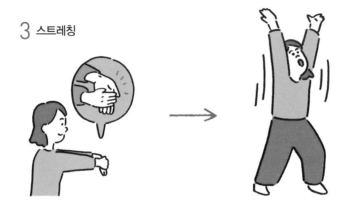

팔을 앞으로 곧게 뻗어 어깨 높이까지 들어 올리고 손바닥을 위(태양 쪽)로 향한다. 팔의 위치는 그대로, 반대 손으로 손가락 전체를 잡고 손목을 스트레칭하면서 10을 센다. 좌우 양쪽을 행한다.

한쪽 발을 뒤로 뻗고 그 다리의 허벅지 앞쪽과 장딴지, 반대 쪽 굽은 다리의 고관절을 의식하며 쭉 늘여주고 10초간 정지한다. 이때 손을 하늘을 향해 뻗고 천천히 숨을 내쉰다.

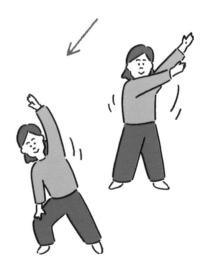

좌우로 발을 벌리고 한쪽 무릎을 가볍게 구부린다. 반대쪽 다리의 안쪽 근육을 의식하며 10초씩 늘인다. 이때 둥근 태양의 윤곽을 의식하며 팔을 한 번 돌리고 나서 몸통 옆을 늘이고 10초간 숨을 내쉰다.

4 점프

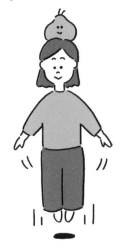

몸이 태양의 기운으로 가득 차면 다음은 태양을 향해 가볍게 점프한다.

5 심호흡

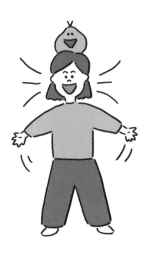

마지막으로 크게 팔을 좌우로 벌리고 심호흡을 한다. 호흡을 가다듬기 위해 여러 번 실시한다.

[음악을 들으면서 태양체조를]

봄은 '용'(龍)의 계절이다. 용은 소리를 관장하므로 음악과 궁합이 가장 좋은 계절이다. 자신이 좋아하는 음악을 들으면서 여유롭게 천천히 태양체조를 하면 몸도 마음도 기분도 재충전. 자기개발을 위해서도 봄은 새로운 것을 시작하는데 적합하다. 용의 계절이므로 음악이라면 더욱 좋겠다.

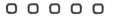

입춘에는 붉은 장미차를

:붉은 색은 혈액 순환에 효과

피부미용에 좋은 차로 알려진 '메이구이화차'(玫瑰花茶)는 하마나스(장미과)나 장미의 붉은 꽃차를 가리킨다. 티백 제품도 있지만, 하마나스나 장미꽃 자체, 봉오리가 들어있는 것을 추천한다. 입춘에는 몸이 봄을 느낄 수 있도록 꽃차, 특히 붉은빛 꽃차를 추천한다. **동양의학에서는 큰 것보다 작은 쪽이 힘이 응축되어 있다고 여겨** 봉오리처럼 작은 것을 선호한다. 또한 붉은 색은 혈액 순환에 좋은 효과가 있으므로 겨울 동안 쇠약해져 있던 맥기(脈氣)의 기능을 호전시킬 수 있다.

계절보다 조금 앞선 1월경부터 마시기 시작하는 것도 좋다. 면역 과민 반응을 억제하는 효과가 있으므로 특히 **꽃가루 알레르기가 있는 사람은 증상이 나타나기 전부터 마시면** 더욱 좋다.

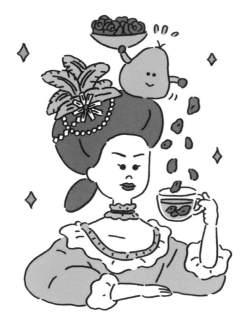

장미차로 여성호르몬을 조절하자
기미, 주름 등의 피부미용 대책이나 생리 불순에도 효과적

메이구이화차에는 비타민C와 비타민A, 폴리페놀이 풍부하게 들어있다. 특히 추운 계절에는 이들 영양소가 결핍되기 쉬우므로 가볍게 차로 보충해 나가는 것이 현명한 방법이다. 피부미용을 위한 차로 불리는 것은 이들 영양소가 들어있기 때문이다. 피부의 결을 좋게 할 뿐 아니라 기미나 주름에도 효과가 있다. 여성호르몬을 조절하는 효과가 있어 생리 불순에도 좋다.

또한 향기로운 장미차는 후각에도 영향을 미친다. '여성은 후각, 남성은 시각'이라는 말이 있듯, 오감 중 후각은 고피질(古皮質: 대뇌, 소뇌의 표층을 이루는 회백질의 부분에서 오래된 피질)이라는 뇌의 깊은 곳에서 담당하고 있어 본능을 강하게 자극한다.

○ ○ ○ ○ ○

39

대추를 먹자
:안티에이징과 미용에 큰 효과를 발휘

동양의학에서 **대추는 간을 보충하는 식재인 동시에 한방약**이 기도 하다. 생약으로써는 대추(건조시킨 대추)가 최고라고 한다. 예로부터 '오곡(보리, 찰기장, 수수, 쌀, 콩)에 대추를 추가하면 영지에도 지지 않는다'라고 할 만큼 **안티에이징**과 **미용**에 큰 효과를 발휘한다.

대추는 철분, 아연, 비타민B가 풍부하다. 철분은 **빈혈 예방**에 아연은 난자와 정자의 운동에 연관이 많다. 비타민B는 '건강 비타민'이라 하여 **생명력의 활력**이 된다. 비타민B 중에서도 엽산은 적혈구를 만드는 기능을 도와 임신 시기뿐 아니라 젊음을 유지하는 데 필수적이다. 판토텐산은 비타민C의 기능을 도와 **호르몬 균형을 조절해 알레르기 증상을 억제**한다.

※ 영지는 면역 조절에 효과가 뛰어난 버섯으로 고대부터 귀하게 여기고 있다.

1 그대로 먹는다. 요구르트 등에 넣어서 먹으면 더욱더 좋다.

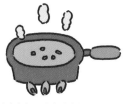

2 익히거나 조려서 먹거나 탕이나 수프, 죽 등에 넣어 끓인다. 단맛이 우러나 맛을 더한다.

3 차로 마신다. 컵에 세 알을 넣은 후 뜨거운 물을 부어 10분간 기다린다. 열매를 먹으면 더욱 좋다.

하루 3개가 기준이다!

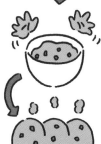

5 빵과 과자의 재료로 사용한다. 얇게 펴서 굽는다.

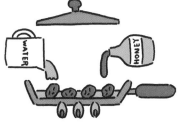

4 벌꿀을 넣어 끓인다. 소량의 물과 대추를 냄비에 넣고 뚜껑을 닫아 약한 불에서 끓인다. 끓기가 시작하면 꿀을 넣고 1분간 더 끓인다. 꿀의 양은 기호에 맞게 조절한다.

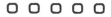

파, 부추, 마늘로 파워 UP!

:몸을 따뜻하게 해 면역력 상승

예로부터 이들 식품은 '양'(陽)을 보충하는 식품으로 **감기 예방과 건강 증진**에 큰 효과를 발휘해 왔다. 덧붙여 쑥도 '양'의 성질을 갖는 보약채(補藥菜=약의 성분이 있는 채소)로써 **몸을 따뜻하게 해 면역력을 높여준다.**

한편 '성욕을 자극한다'는 이유로 정진(精進) 요리(일본의 사찰 요리-역주)에서는 금지된 식재료이기도 하다. 성욕과 정력은 생명 에너지가 어느 정도인지를 가늠하는 기준이 되기도 하지만 지나치게 많으면 문제가 되므로 이들 식재는 잘 선별하여 사용하도록 한다. 이와는 반대로 전혀 성욕과 정력을 느끼지 못하거나 여성호르몬이 부족하다고 느낀다면 보약채를 이용한 요리를 추천한다.

동양의학에서는 '중용'(中庸)을 바람직하게 여긴다. 아무리 좋은 것이라도 지나쳐서는 안 되며 모자라도 안 된다. 많지도 않고 적지도 않은 정중간이 가장 좋은 것이다.

�‍○ 보약채를 사용한 봄의 양생식 ○

중국에서 가장 오래된 의학서 《황제내경(黃帝內經)》에서는 봄의 양생식으로 '돼지 간과 청경채(중국 배추의 일종), 시금치 등 푸른 잎채소를 듬뿍 넣은 볶음 요리'를 소개하고 있다. 이 요리는 간을 보호하고 간 기능을 좋게 해야 할 봄에 잘 어울리는 식양생이다. 또한 간은 피를 저장하며 피의 순환을 원활하게 한다.

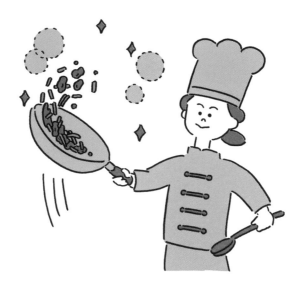

'돼지간볶음'을 업그레이드해 보자! 프라이팬을 달구고 기름을 두르고 채 썬 보약채를 볶는다. 부추는 1센티(㎝) 정도로 자른 줄기 부분만 먼저 넣는다. 우유에 재운 돼지 간을 넣고 겉이 노르스름해질 때까지 익힌다. 청경채와 시금치 등 푸른 잎채소를 듬뿍 넣는다. 부추 잎을 사용할 경우에는 맨 마지막에 넣고 볶는다. 소금, 간장, 식초로 간단히 간을 하면 질리지 않는다.

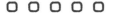

43

꽃가루 알레르기 대책은 몸에서 열을 빼는 것

:피부 가려움이나 입 마름을 동반한다

꽃가루 알레르기는 많은 현대인들을 괴롭히는 증상이다. 콧물이 흐르고, 목이 가려우며 결막염이 생기는 것 외에도 피부 가려움이나 입 마름에 동반해 수면 장애 증상이 나타나는 사람도 있다.

꽃가루 알레르기는 비(脾)의 기능이 떨어지는 환절기에 발생한다. 음(陰)의 계절인 가을과 겨울에서 양의 계절인 봄과 여름으로 옮겨가는 2월, 3월은 꽃가루 알레르기가 다발하는 시기이다. 동양의학에서 이 시기의 몸은 특히 **피가 습하고 열을 가지고 있다**고 본다. **면역 과민 반응이 일어난 상태**이므로 대응책은 이것을 완화하는 것이다. 몸에 열을 유발하는 요인을 줄이자. 증상이 있을 때는 술, 매운 음식, 튀김은 NG. 특히 고기는 튀김이 아닌 샤브샤브로 먹는다.

아토피성 피부염 등 꽃가루 알레르기 이외의 알레르기 증상도 마찬가지이다.

꽃가루 알레르기는 콩을 먹어 예방

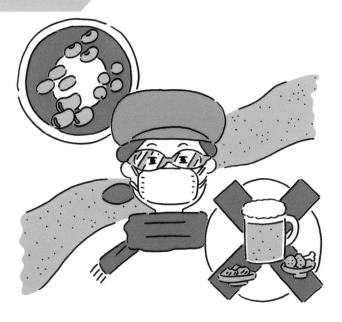

꽃가루 알레르기의 봄 이외의 대책

◆◆◆◆◆◆◆

가을에는 버섯류를 많이 먹고, 동지가 되면 장미차를 마시기 시작하자. 장미에는 면역의 과민 반응을 억제하는 효과가 있다. 이 이외에도 '비'(脾)에 좋은 식품은 알레르기 반응을 억제하는 효과가 있다. 감자류, 율무, 녹차, 국화차, 구기자 등이다. 모두 6개월간은 지속적으로 섭취하자.

매일 두 종류의 콩을 먹는다

◆◆◆◆◆◆◆

꽃가루 알레르기를 예방하는 방법으로는 매일 콩류를 충분히 섭취하는 것이다. 콩류의 대표는 대두이지만, 가지콩, 누에콩, 검은콩, 강낭콩, 완두콩 등 종류가 매우 다양하다. 가능하면 하루에 두 종류의 콩을 먹도록 노력하자. 두부, 두유, 낫토 등 콩을 가공한 식품도 추천한다.

○ ○ ○ ○ ○

머위 순으로 몸과 마음을 재충전

:쓴맛에는 정신 안정의 효과

예로부터 '**봄에는 싹을, 여름에는 꽃을, 가을에는 열매를, 겨울에는 뿌리(근채)를 먹는**' 것을 식생활의 **기본**으로 여겼다. 자연은 매우 잘 만들어져 있어 봄에 싹을 먹으면 봄에 맞는 몸이 되어 간다.

머위 순은 머위의 봉오리다. 원시 시대부터 먹었다고 전해지는 산나물이다. 아직 추위가 남아있는 이른 봄의 야산에서 채취하여 그것을 먹음으로써 '봉오리의 생기'를 흡수해 왔다. **머위 순의 쓴맛에는 남아도는 열과 물을 배출해 주는 효과**가 있다. 겨울 동안은 몸이 활성화되지 못해 몸에 불필요한 요소들이 쌓이기 쉬운데, 머위 순이 지닌 봄의 상승하는 기운이 이것들을 해독해 준다.

쓴맛에는 정신 안정의 효과도 있다. 봄에는 자율 신경의 균형이나 정신적인 안정 상태가 깨지기 쉬운데, 쓴맛은 이러한 이상을 개선하여 몸을 정상 상태로 되돌린다.

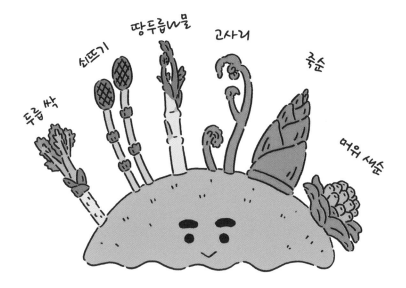

두릅 싹

쇠뜨기

땅두릅나물

고사리

죽순

머위 새순

동양의학에서는 열매가 작을수록 힘이 있다고 여긴다
작은 열매가 달린 것을 선택하자

머위의 순은 꽃봉오리라고 말했는데, 인간은 싹이나 알 등 앞으로 커나갈 생명을 음식으로 섭취함으로써 자신의 힘으로 받아들인다. 실제로 봉오리에는 힘이 응축되어 있다. 예컨대 머위 순은 베타카로틴(beta-carotene)을 풍부하게 함유하고 있는데, 그 양이 머위 본체의 약 8배 정도 된다는 데이터도 있다. 머위 순 이외에도 두릅 싹, 땅두릅나물, 고사리, 죽순 등 봄의 산나물은 쓴맛이 나며 동일한 효과가 있다. 이 계절의 제철 음식을 먹어 충분히 기운을 얻자. (단, 배가 불룩하면 과식이다.)

○ ○ ○ ○ ○

47

삼짇날(음력 3월 3일)에는 '대합' 맑은 장국을

:간에 열이 쌓이면 눈의 건조증

음력 3월 3일 즈음부터 춘분 전후에 걸쳐서는 '간'(肝)의 기가 점점 왕성해진다. 그 한편으로 아직 균형이 맞춰지지 않아 간의 부조화에 의한 증상(떨림, 흔들림)이 나타나기 쉽다. 특히 간에 열이 쌓이면 눈의 증상(침침함, 가려움, 건조증)이나 현기증, 휘청거림 등 머리 부위로 증상이 나타난다.

또한 생리 불순, 무월경, 심한 생리통, 빈혈 등 혈액 정체 증상(어혈)이나 근육이 뭉치고 경련을 일으키는 증상도 나타난다. 이중 하나라도 해당되는 사람은 간을 보충하기 위해 어패류 섭취를 권장한다.

바지락, 모시조개는 매일 먹어도 괜찮다. 앞에 열거한 증상이 없는 사람이라도 계절의 몸 조절을 위해 대합 맑은 장국을 먹는 것이 어떨까? 대합 철은 2~3월로, 살도 많고 맛있어서 삼짇날에 먹으면 '좋은 인연'을 불러온다고 한다.

○ 오절구(五節句)는 사기(邪氣)를 쫓는 날이기도 하다 ○

예로부터 홀수는 양(陽)의 숫자라 하여, 오절구는 양이 겹치는 날로 해석했다. 양의 날에는 재수가 좋다지만 겹치면 음(陰)으로 변하기 쉽다는 점에서 사기(邪氣)를 쫓는 날로 다양한 행사가 발전해왔다.

오절구 (五節句)	인일(人日)(1월1일)	특별한 날로 여겼으며, 1월은 초이렛날(7일)에 사기를 쫓는다. 칠초(七草, 일곱 가지 푸성귀)
	상사(上巳)(3월3일)	복숭아
	단오(端午)(5월5일)	창포
	칠석(七夕)(7월7일)	대나무
	중양(重陽)(9월9일)	국화

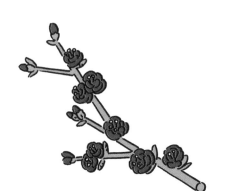

삼짇날은 복숭아의 절구라고도 한다. 동양에서는 12세기까지 복숭아를 꽃의 대표로 삼았고 벚꽃이 아닌 복숭아꽃을 선호했었다. 3월 상순에 아름답게 핀다는 점에서 3월 3일에 복숭아꽃을 공물로 절구를 지냈던 것이다.

복숭아는 '장수'의 과일로 여겨왔다. 과육이 맛있는 것은 물론이고 이 계절에는 복숭아 씨앗의 인(仁)을 건조시킨 한방약 도인(桃仁)을 효과적이라 보았다. 도인은 어혈을 개선하는 효과가 있다.

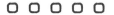

춘분에는 '평성' 식품이 좋다

:몸의 음양도 균형을 맞춰

식품은 '오성'(五性)이라 하여 크게 다섯 가지 성질의 열성(熱性), 온성(溫性), 평성(平性), 량성(凉性), 한성(寒性)으로 분류된다. 평성 식품은 몸을 따뜻하게도 차게도 하지 않는다. 그래서 일상 식사에 적합하다. 춘분에는 이 평성 식품을 많이 먹도록 하자.

춘분이 되면 봄도 후반에 접어들어 입춘부터 상승하기 시작한 '간'(肝)의 기운이 슬슬 안정을 찾는 시기이다. 주로 평성 식품을 먹으면서 이 시기가 되었는데도 아직 몸이 쉽게 차가워지면 온성 식품을 보충한다. 반대로 안면홍조나 현기증 등 온열에 치우쳐있다면 량성 식품을 섭취하자. 몸이 '평'(平)의 상태가 되도록 음식으로 조절해 나간다. 이것은 추분(秋分)도 마찬가지다. 춘분과 추분에는 낮과 밤의 길이가 거의 동일해진다. 음양이 균형을 이룰 때이므로 몸의 음양도 균형을 맞춰 '평'이 되는 것이 바람직하다.

식품의 다섯 가지 성질

성질	몸에 미치는 작용	주요 식품
열성 (熱性)	몸을 따뜻하게 하여 혈행을 원활하게 한다. 당분 분해 작용을 하며 자양 및 냉기에 의한 설사를 멎게 하는 효과도 있다.	고추, 후추, 마늘, 산초, 계피, 양고기, 술
온성 (溫性)	열성과 효과는 동일하지만, 열성보다 효과가 강하지 않다.	닭, 돼지, 소의 간, 대후, 생강(가열), 찹쌀, 파, 차조기, 귤, 매실, 유자, 식초, 영지, 행인, 낫토
평성 (平性)	중용. 몸을 따뜻하게도 차게도 하지 않고 치우치는 영향이 적어 일상적인 식사에 적합하다. 열성, 한성 등 강한 자극을 완화하는 힘이 있고 요리에 사용하기 쉽다. 체질을 가리지 않기 때문에 몸이 쇠약해진 때에도 먹을 수 있다.	소고기, 우유, 계란, 연밥, 벌꿀, 옥수수, 양배추, 당근, 감자, 고구마, 표고버섯, 포도, 자두, 레몬, 대두, 소두, 국화
량성 (凉性)	한성 식품보다 몸에 천천히 나타난다. 안면홍조, 열감, 미열 등의 개선과 고온장애(heat injury)의 예방에 효과가 있다.	보리, 조, 메밀, 죽순, 토마토, 오이, 샐러리, 시금치, 녹두, 사과, 배, 우롱차, 율무
한성 (寒性)	열을 식히거나 해독 효과가 있다. 배변을 촉진하므로 변비 개선에도 좋다. 목의 통증, 붉은 얼굴 등의 개선에 효과를 기대할 수 있다.	소금, 흰 설탕, 여주, 수박, 연근, 가지, 무, 게, 다시마, 미역, 바지락, 재첩, 대합, 울금, 바나나, 멜론

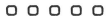

정원 손질할 때는 완전무장을

:피부는 여자의 생명

3월, 특히 춘분 즈음부터 4월에 걸쳐 '백화요란'이라 할 만큼 수많은 꽃들이 피어난다. 꽃이 피기 시작하면 인간도 슬슬 봄의 계절이 느껴져 자연스럽게 문밖으로 발이 향한다.

인간과 마찬가지로 나비나 벌 등의 곤충들도 활동이 활발해지므로 이 시기는 벌레에게 물리지 않도록 조심해야 한다. 평소 산책할 때도 벌레가 많아졌다는 것만 의식해도 대응이 달라진다. 정원을 가꿀 때는 장화, 고무장갑을 착용하고 옷도 가능한 한 피부가 드러나지 않게 조금 두툼한 소재를 선택한다.

기온이 따뜻해지면 야외 활동의 기회도 증가한다. 특히 야산으로 트레킹이나 하이킹을 가면 곤충, 진드기, 식물과의 접촉도 늘게 되므로 옻독에 대비하기 위해서라도 완전무장을 잊지 않도록 한다. 피부는 여자의 생명이다!

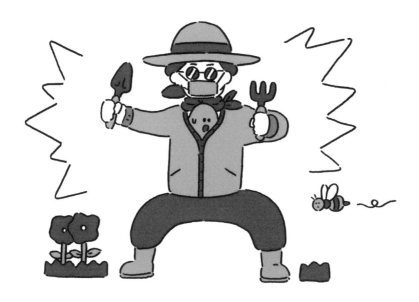

봄의 곤충은 주의가 필요하다
벌, 진드기, 특히 말벌을 경계하자

해충에 쏘인 경우에는 가능한 한 빨리 의료기관을 찾아 진료를 받는다. 벌 등의 독침에 쏘인 경우 바로 제거하고 싶은 기분은 알지만 맨손으로 직접 만지는 것은 삼가도록 한다. 일단 바로 병원을 찾는다. 또한 독을 입으로 빨아들이는 것도 지식과 경험이 없는 사람에게는 위험하다. 통증과 함께 구토나 한기 등이 느껴지면 '아나필락시스'(Anaphylaxis Shock)에 의한 쇼크 상태에 빠질 수도 있다. 곤충에 쏘였다면 가볍게 생각하지 말고 바로 올바르게 대처해야 한다.

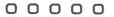

천연염과 자연 발효 조미료를 사용한다

: 몸에는 충분한 수분을 유지

4월에 들어서면 오장육부의 '심'(心)이 움직이기 시작한다. 특히 심장과 혈관, 뇌에 위험 요소가 있는 사람, 머리로 곧장 피가 몰리는 유형의 사람은 염분 과다 섭취에 주의를 기울이자.

'심'의 불의 기운이 지나치게 타오르면 **'신'(腎)의 물의 기운으로 진화**한다. 그런데 염분을 과다 섭취하면 '신'을 손상시키므로 '심'의 기운을 조절하는 데 나설 수 없게 된다. 때문에 이 시기는 '신'을 손상시키지 않도록 자극적인 맛은 삼가도록 하자. 실제로 땀이 나는 것을 느끼기 시작하는 계절이다.

입춘부터 수분을 보충하는 습관이 배어 있으면 몸에는 충분한 수분이 유지되고 있을 것이고, 그 수분을 온전히 '물'로 섭취하고 있다면 미각이 되돌아와 이 시기는 조금 담백한 맛을 좋아하게 되었을 것이다.

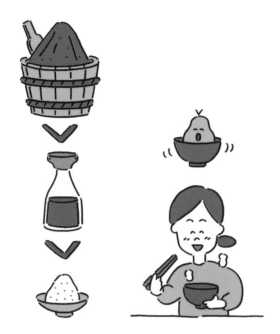

조미료는 천연염이나 자연 발효 간장과 된장을 추천
맛에 깊이가 있어 소량으로도 깊은 맛이 느껴진다

천연염에는 미네랄, 간장과 된장에는 효모가 들어있다. 염분의 과다가 걱정되는 사람은 '된장〉간장〉소금' 식으로 섭취하자. 된장 쪽이 염분은 적어도 감칠맛이 있어 충분히 맛을 느낄 수 있다. 된장이나 간장 등 발효 식품은 대사를 촉진하고 소화를 돕는다. 장을 건강하게 하면 체형과 젊음을 유지하는 데도 도움이 된다. 된장국은 된장의 건강 효과와 더불어 맛국물의 영양이 더해진 최강의 건강식품이다. 맛국물에는 아미노산이라는 감칠맛 성분이 풍부하게 함유되어 있다. 동양인은 맛을 아미노산으로 감지한다고 한다. 때문에 맛국물이 들어가면 염분이 적어도 미각이 만족하는 것이다. 맛국물을 넣은 된장국을 매일 먹도록 하자.

○ ○ ○ ○ ○

봄의 감기 예방을 위해서는
봄의 양생을 실천

:손 씻기와 양치질을 철저히

동양의학에서는 외부 환경이 몸에 미치는 영향을 '사'(邪)라고 부른다. 봄은 바람이 강하므로 '풍사'(風邪)의 계절이다. 풍사는 바람이 흩날리는 성질이므로 증상이 안면과 상부에 나타나기 쉬우며, 구체적인 증상으로 두통, 현기증, 콧물, 코 막힘, 목의 통증, 안면 부종 등을 들 수 있다.

봄의 풍사 예방을 위해서는 지금까지 말한 봄의 양생을 모두 실천하도록 한다. 사기(邪氣)의 반대를 정기(正氣)라 하는데, 양의 기운이 온전히 기능해 몸이 정상적으로 기능하면 근육과 피부도 강한 저항력을 지니게 되고 강한 풍사가 와도 몸속으로 들어오지 못한다. 양의 기운을 강화하려면 봄의 양생이 필수적인 것이다. 유행성 감기가 성행하므로 감염 예방을 위해 손 씻기와 양치질을 철저히 하자. 특히 이 시기는 마스크 착용도 효과적이다. 사람이 붐비는 곳은 적당히 삼가도록 한다.

○ 동양의학에는 여섯 개의 '사'(邪)가 있다 ○

풍사 외에 추우면 '한사'(寒邪), 더우면 '서사'(暑邪) 습기가 많으면 습사(濕邪),
건조하면 조사(燥邪), 사기가 뜨거워져 증상이 나타나는 '화사'(火邪)가 있다.
이들 여섯 개의 사기(邪氣)는 결합하여 발생하는 경우도 많다.

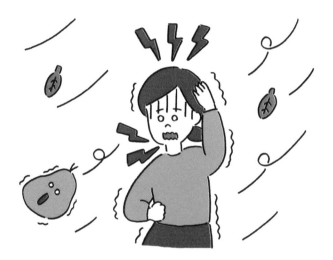

풍사는 다른 사와 결합하여 다양한 병을 초래한다. 입춘이 지나고 춘분까지는 바람으로 추위를 느끼기 때문에 풍사에 한사가 겹쳐져 '풍한'(風寒)의 증상을 보인다. '콧물이나 코의 증상+한기'이다. 한편 '화사'(火邪)와 겹쳐진 경우는 '풍열'(風熱)이 되어 '콧물이나 코의 증상+고열'이 된다. '풍, 한, 습'의 세 가지 사가 만나 근육 경련이 일어나기도 한다. 몸의 수분 배출이 나쁘면 기침도 난다.

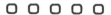

여름의 냉증은 봄에 예방한다

:봄에 양의 기운을 높여야

봄의 양생법을 성실히 실천해 두면 여름의 냉증이 없어진다. **봄은 양의 기운을 높여야 하는 시기**이다. 이때 몸이 차가워지거나 양생에 힘쓰지 않으면 여름이 되어도 양의 기운이 충분하지 않아 몸이 따뜻해지지 않는다.

여름에도 냉증에 시달리는 사람은 '봄'이야말로 자연 곳곳에서 천천히 태양의 빛을 받으며 여유롭게 시간을 보내도록 하자. 여름이 되어도 손발이 찬 사람, 특히 복부에 냉기를 느끼는 사람은 봄의 양생을 실천하자.

단 따뜻한 것이 좋다고 하여 봄에 열대의 남쪽 섬에 가는 것은 양생으로서 추천할 수 없다. **더운 나라에서 먹는 음식은 몸을 차게 식히기 때문이다.** 그곳의 음식을 먹고 생활하다가 귀국하게 되면 냉증에 걸리게 된다. 계절의 변화를 충분히 느끼는 생활이야말로 최고의 양생인 것이다.

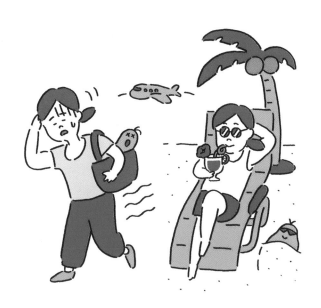

열대 지역에 가면 식욕과 미각도 더위에 맞춰 열대형으로 변화
체질에 영향을 주어 몸을 차게 만든다

더운 지역의 음식은 몸을 차게 한다. 남국의 과일인 파인애플, 망고, 바나나 등이 대표적이다. 설사 도시 지역이라도 더우면 마찬가지이다. 외출한 곳에서 망고 빙수나 차가운 스무디(smoothie)를 먹는 것은 당치도 않다.

열대 지역이 아닌 유럽이나 미국에 가도 몸은 영향을 받는다. 그것은 유럽인과 동양인이 체질면에서 다르기 때문이다. 예로부터 육식을 하여 근육질의 몸을 지닌 서양인은 동양인보다 양의 체질을 더 많이 가지고 있다. 그 땅에서 생활을 하면 식사도 복장도 양의 체질에 맞는 생활을 하게 된다. 대부분의 동양 여성은 음의 체질을 가지고 있으므로 이 생활을 하게 되면 몸에 냉기를 띠기 쉬워진다.

○ ○ ○ ○ ○

제2장 여름의 양생

—— 5, 6, 7월

여름은 우거지고 만개하여 아름답다.

만물이 활짝 피어나는

생장(성장)의 계절.

여름은 음양의 기가 왕성하게 교류하므로
식물은 꽃을 피우고 열매를 맺는다.
인간도 양의 기운이 퍼져나간다.
더위와 긴 해를 즐기며
기분 좋게 발산시키자.
땀을 흘리고
체내 노폐물과 독소를 밖으로 내보내면
심신이 모두 상쾌하다.

입하에는 햇차를 마신다

:새싹으로 내린 차는 순한 단맛과 쓴맛

중국에서는 입하에 차를 마신다. 이것은 양생의 기본이다. 여름이 가까운 팔십팔야(八十八夜, 입춘에서 헤아려 88일째-역주). 일본에서도 물론 햇차의 계절로, 팔십팔야는 5월 초인 5월 1일~3일경에 해당되며 입하와 며칠밖에 차이나지 않는다.

차 중에서도 **새싹 차에는 생명력이 듬뿍 담겨 있으므로** 꼭 그 기운을 흡수하기를 바란다. 새싹으로 내린 차는 순한 단맛과 쓴 맛을 함께 지니고 있어 **예로부터 '심'(心)의 장기를 자양한다고 하였으며, 정신안정과 혈압의 안정에 효과**가 있다. 실제로 차를 마시면 유익콜레스테롤(HDL-cholesterol)이 증가하여 동맥경화를 예방해 준다. 또한 녹차 속의 폴리페놀(polypheno)과 카테킨(catechin) 성분은 식중독과 암을 예방하는 효과를 지닌다.

여름은 식중독이 발생하기 쉬운 계절로, 녹차를 마셔 예방하자.

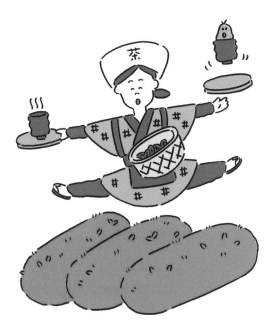

더울 때야말로 따뜻한 차를 마시며
'신'과 '심'을 양생하자

더운 계절에는 몸의 열을 식히는 데 '신'(腎)이 크게 활약한다. '신' 자체에 부담을 주지 않고 가장 효과적으로 기능할 수 있게 하려면 '신'을 따뜻하게 하는 것이 중요하다.

전자레인지를 이용한 스팀타월로 등을 따뜻하게 하는 것도 좋지만, (139쪽 참조) 따뜻한 음료도 좋다. 단순히 '신'을 보충하는 데는 물(백탕)도 좋지만 더운 계절에는 '심'(心)에도 부담을 주므로 '심'에도 '신'에도 좋은 쓴맛이 나는 따뜻한 차가 생명력을 보양해 준다. 녹차 3잔에 사과 1개 분량의 비타민C가 함유되어 있으므로 피부미용 효과도 얻을 수 있다.

여름 잠자리는 면 100%의 침구로

:여름의 양생은 수면

여름은 다른 계절보다 늦게 자도 상관없지만 **23시까지는 잠자리**에 들도록 노력하자. 아침에는 일찍 일어나는 것이 좋다. 해가 뜨는 동시에 일어나게 되면 꽤 이른 시간이므로 **6시가 지났을 때쯤 일어나는 것을 기준**으로 하자.

더위로 인해 잠들기 힘든 여름철에는 잠을 자는 침구에도 심경을 쓰자. 땀 흡수를 잘하는 면 소재를 추천한다. 실이 가늘고 100% 면인 소재를 선택하면 꽤 쾌적하게 잠을 잘 수 있다.

또한 속옷도 마찬가지다. 당연히 땀을 많이 흘리는 계절이므로 땀 흡수성이 좋은 것을 입도록 한다. 특히 아토피성 피부염이나 땀띠, 벌레에게 잘 쏘이고 피부가 약해 자주 가려운 사람은 가는 면사 제품을 선택하자. 촉감이 부드러운 아기 옷이 그 대표적인 예이다. **여름의 양생은 수면에 있다.**

에어컨을 적절히 사용한다

잠자리에 들기 전부터 에어컨을 가
동하고, 잘 때는 제습 모드(27℃ 이
상)로 설정해 놓는 것이 좋다. 취침
후, 자동으로 꺼지는 '취침 모드'도
적절히 활용하자.

면 100%의 침구와 속옷

가격은 조금 고가일지 모르지만,
부드럽고 탄력성이 있으며 촉감이
좋은 것을 추천하다. 수면 시간은
하루의 약 3분의 1을 차지한다. 또
한 가려움은 통증보다 참기 어려운
법이다. 속옷은 거의 24시간을 피
부와 접촉하므로 반드시 품질 좋은
제품을 선택한다.

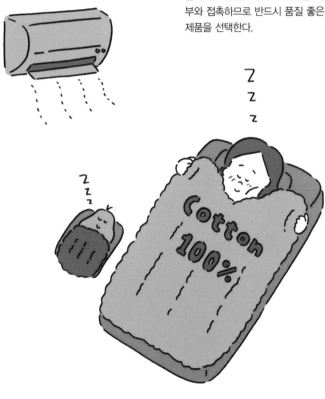

에어컨에 대한 대책으로는 '목'을 따뜻하게 한다

: 목이 약한 사람은 마스크를 착용

에어컨을 켜면 쾌적하긴 하지만 온도가 지나치게 낮은 것이 문제다. 집의 에어컨은 마음대로 조절할 수 있지만, 사무실이나 쇼핑센터, 영화관과 음식점, 전철이나 버스는 그렇지 못하다. 찬바람에 몸이 계속 노출되다보면 문제가 생기는 경우가 있다.

이에 대한 대책으로는 '목', '손목', '발목' 부위를 노출시키지 않는 것이다. 목이라면 숄을 두르고 깃이 있는 셔츠를 입어 가슴 부근을 여민다. 발목은 양말을 신어 감싼다. 냉기가 걱정되는 사람은 무릎도 덮는 편이 좋다. **관절 부위는 추위에 약하므로** 손목까지 오는 긴팔 상의를 준비하여 맨살이 냉풍에 직접 노출되지 않도록 한다. 목이 약한 사람은 마스크를 착용하자. 신경통이나 마비가 있는 사람은 에어컨 바람을 직접 쐬면 증상이 악화될 수 있으므로 한여름이라도 무릎 담요는 필수 아이템이다.

자신에게 맞는 에어컨 대책을 세워 몸이 차가워지는 것을 막자.

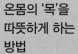

온몸의 '목'을 따뜻하게 하는 방법

젖은 머리카락은 목을 차게 하여 풍사가 목에 들어오는 원인이 된다. 만성적인 경부통이나 잠을 잘못 자서 생기는 목통증의 원인이 되는 경우도 있다. 이것을 '수풍'(首風)이라 한다. 머리카락은 드라이기로 충분히 말려주자.

목은 스톨(stole) 등으로 따뜻하게 한다. 에어컨이 심한 환경에서 일을 하는 사람은 직장용으로 등산용 방한 도구를 준비하는 것도 좋다.

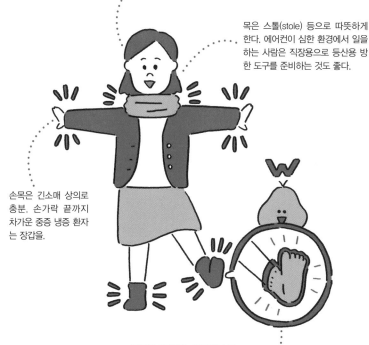

손목은 긴소매 상의로 충분. 손가락 끝까지 차가운 중증 냉증 환자는 장갑을.

발목을 위해서는 양말이나 토시를 준비하자. 발가락 양말을 신고 그 위에 덧신는다. 양말의 길이가 조금 긴 것이 냉증 환자에게는 적합하다.

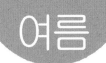

여름에도 욕조를 이용하자

:입욕할 때는 '소금욕'을 추천

여름철에는 샤워만으로 끝내는 사람들이 많은데, 입욕은 건강한 몸만들기의 기본이므로 꼭 욕조를 이용하자.

최근에는 에어컨으로 몸이 차가워져 순환기능상실로 고생하는 사람도 증가하고 있다. 여름철 몸을 담그는 입욕이 너무 부담스러운 사람은 탕 온도를 조금 따뜻한 정도(42℃)로만 하여 입욕 시간을 짧게 하는 것도 좋다. 탕의 온도나 시간은 개인차가 크므로 자신에게 맞는 기분 좋은 입욕 방법으로 몸을 재충전하자.

자택에서 **입욕할 때는 '소금욕'을 추천**한다. 10~40g 정도의 소금을 물에 넣고 목욕을 해 보자. 여름은 피부가 건조해지고 균이 잘 번식하는 계절이지만, 소금탕에 들어가 목욕을 하면 **항균 효과가 있어 피부가 반들반들**해진다. 음부에 조금 가려움을 느끼는 경우에도 효과적이다.

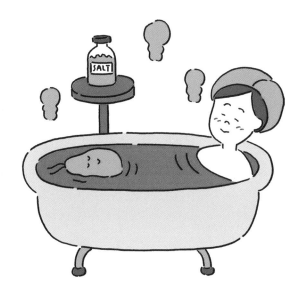

여름에 추천하는 소금욕
따뜻한 물을 받아놓은 욕조에 소금을 넣기만 하면 된다

맨 처음 소금욕은 10g부터 시작하자. 입욕을 마친 뒤 피부가 과잉 반응을 보이지 않는다면 다음날은 10g 조금 넘게, 그 다음날은 조금 더 넣는 식으로 서서히 소금의 양을 늘여나가 40g 정도까지 넣는다.

욕조 물의 양을 140~180리터라고 하면 염분 농도는 1% 미만이 된다. 해수의 염분 농도는 3% 정도이므로 1리터에 소금 30g이란 계산이 되므로 소금욕의 염분 농도가 바다보다 상당히 낮음을 알 수 있다. 하지만 몸에는 충분히 좋은 효과를 불러온다. 소금의 발한 작용으로 땀과 함께 노폐물을 배출할 수 있어 해독이 된다.

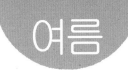

여름

꾸준히 운동하여 근육을 만든다
:운동하기 가장 적합한 계절

여름(5~7월)은 운동하기에 가장 적합한 계절이다. 꾸준히 운동하여 건강한 몸을 만들자. 근육은 지방의 3배나 되는 에너지를 필요로 하므로 근육을 만들면 연소-형(산소와 화합) 몸이 되고 체형을 유지하는 데도 도움이 된다.

그밖에도 여름철 운동에는 다음과 같은 장점이 있다.

①소화기계통이 안정된다. 식욕이 증가하고 배변도 원활해져 몸이 건강해진다.

②호흡기계통의 기능이 좋아지고 그 결과 신진대사가 향상된다.

③'심'과 혈관을 강화하여 심장에서의 혈류량이 증가한다. 그 결과 혈액의 점도가 개선되고 혈액 순환이 좋아져 심장 자체에 대한 부담이 감소한다.

④ 뼈가 튼튼해지고 피부와 인대에 탄성이 생겨 몸의 동작이 유연해진다.

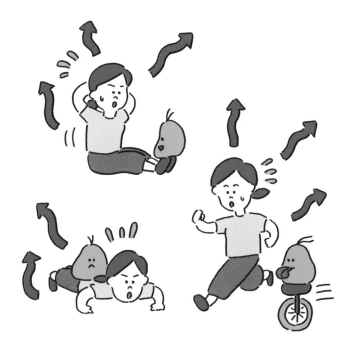

근육을 만들어 연소-형 몸을 만들고
운동으로 몸의 열을 발산시키자

열이 내부에 쌓이기 쉬운 계절이지만 이런 때일수록 운동을 하여 땀을 흘리면 체내 열이 발산된다. 그 결과, 지나치게 체온이 오르는 일 없이 유지되어 기분 좋게 생활할 수 있다. 여름은 고온 장애에 걸릴 우려가 있다. 설사 실내라도 푹푹 찌고 더운 채로 아무것도 하지 않고 있으면 고온 장애 발생의 위험이 높아진다. 자택에서라도 더위 예방에 힘쓰도록 하자.

여름은 몸이 지치면 체온 조절 기능이 떨어져 열이 난다. 여름 감기는 겨울철 감기와 달리 몸을 움직일 수 있는 정도라면 가만히 있지 말고 움직여 땀을 흘리면 나을 수도 있다. 물론 움직일 수 없을 정도로 발열과 탈수 증상이 심할 때는 움직이지 말고 바로 의료기관을 찾도록 하자.

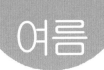

여름

S라인을 만들어 여름에 맞는 몸을 만든다

:체중을 조금 줄이는 편이 효과적

여름철 옷은 대부분 몸의 라인이 드러나므로 조금 살을 빼고 싶은 사람이 많을 것이다. 허리가 잘록하기만 하면 여성스럽고 아름답게 보일 수 있다.

이 잘록한 실루엣의 S라인은 여성호르몬과 관계가 깊다. 때문에 **이소플라본을 함유한 두부나 두유가 S라인을 만드는 데 큰 도움이 된다. 수박, 오이, 토마토 등 여름 채소를 간식으로 먹는 것도 추천한다.** (단 냉증이 있는 사람은 금지)

한편 체중을 조금 줄이는 편이 효과적이다. 다이어트의 기본은 5:3:2의 비율로 식사하는 것이라고 설명했었다. 봄부터 [5:3:2 식이요법]을 계속해 온 사람이라면 이미 상당한 효과가 나타나고 있을 것이다. 지금부터 시작하는 사람이라도 시간은 충분하므로 하루라도 빨리 시작하자. 가능하면 5월 중에는 시작하는 것이 바람직하다.

S라인 만드는 법

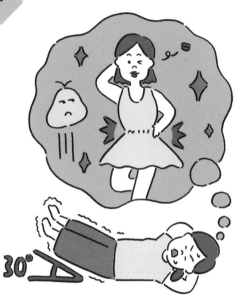

앞뒤의 블록한 살은 근육으로 조이기

◆ ◆ ◆ ◆ ◆ ◆ ◆

복근운동(leg raise)을 하자. 다리를 바닥에서 30도 정도 들어올려 30초 간 유지한다. 할 수 있는 사람은 1분, 1분 30초로 점차 늘여나가다가 3분 정도 유지할 수 있으면 OK. 매일 하자. 시간을 많이 할애할 수 없는 사람은 10초를 5세트 하는 등 자주 하도록 하자. 1분을 3~10세트 하는 방법도 좋다.

옆 라인을 만들려면

◆ ◆ ◆ ◆ ◆ ◆

여성호르몬을 촉진하는 대추차, 장미 차를 마시거나 경혈(삼음교혈과 족삼 리혈)에 뜸을 뜨는 것(231, 232쪽 참조)이 효과적이다. 저녁 식사를 가볍 게 하고 조금 허기가 느껴질 때 여름 채소를 먹는 방법도 추천한다. 여름 식생활의 기본은 간을 약하게 하는 것, 그리고 이따금 쓴맛을 섭취하도록 하자.

첨채당과 흑설탕을 적절히 사용한다

:독특하고 신선한 단맛이 난다

같은 설탕이라도 원료가 되는 식물에 따라 몸에 미치는 효과가 다르다. 흑설탕은 주로 사탕수수로 만들어진다. **사탕수수는 브라질, 인도네시아, 하와이 등 더운 지방에서 재배되므로 몸을 차게 하는 성질**이 있다. 몸에 열이 많은 사람이나 어린이, 남성의 열감을 예방하는 데 효과적이다. 미네랄이 풍부한 건강식품이므로 잘 활용하도록 하자. 한편 **사탕무는 일본, 독일, 프랑스, 네덜란드 등 추운 지역에서 재배되므로 몸을 따뜻하게 하는 효과**가 있다. 그러므로 냉증이 심한 사람은 여름뿐 아니라 1년 내내 첨채당(甛菜糖) 사용을 추천한다.

첨채당에는 독특하고 신선한 단맛이 난다. 케이크를 만들면 갈색이 되어 백설탕이나 정제당으로 만든 것과는 맛도 완성된 모습도 다르다. 구수한 풍미와 향이 특징인데, 사용해 보면 많은 사람들이 좋아하게 될 것이다.

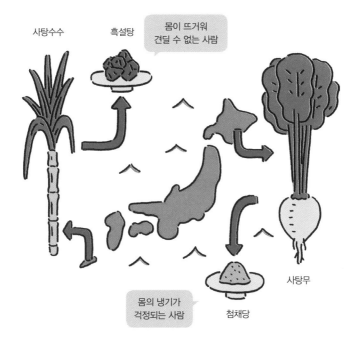

사탕수수   흑설탕   몸이 뜨거워 견딜 수 없는 사람

사탕무

몸의 냉기가 걱정되는 사람   첨채당

보리차에 설탕을 조금 넣는 것도
여름을 탈 때의 양생법이다

옛날, 보리차에 설탕을 넣는 것을 보고 어린 생각에 맛있겠다고 생각한 적이 있었다. 평소 마시는 차에 매번 설탕을 넣으면 비만의 원인이 되지만 한여름에 여름을 타 식욕이 없을 때 설탕을 조금 넣는 것은 훌륭한 양생법이다. 약이라 생각하고 한 컵 마셔보자. 설탕은 첨채당과 흑설탕을 사용하자. 백설탕은 정제 과정에서 비타민과 미네랄이 소실되고 소화 과정에서 체내 비타민과 미네랄, 칼슘을 흡수하여 골다공증의 원인이 되기도 한다. 덧붙이자면 갈색 삼온당(三溫糖)을 흑설탕으로 착각하는 사람이 있는데 이것은 정제당으로 백설탕의 한 종류이다.

삼백초를 먹자

:협심증과 동맥경화 그리고 뇌출혈도 예방

삼백초(三白草)에는 해독 효능과 심(心)의 기능을 조절하는 효능이 있으므로 여름에 섭취하면 좋은 식물이다. 중국에서는 지금도 인삼처럼 고가의 귀한 채소로 취급받고 있으며 샐러드로 만들어 생으로 먹는 경우도 많다.

현재 일본에서는 잡초로 취급하여 대부분 버려지고 있으며 특유의 냄새로 인해 독을 지니고 있다고 하여 싫어하는 사람조차 있다.

하지만 일본 에도시대의 생약학자, 가이바라 엣켄(貝原益軒)이 쓴 《야마토본초(大和本草)》에는 '일본의 마의가 이것을 말에 사용하였는데 열 가지 종류의 약 효능을 보여 십약(十藥)이라 불렀다'라는 기술 내용이 있다. 삼백초는 만병에 효능이 있는 약초로, 예로부터 일본인의 든든한 지원군이었다. 건조시켜 차로 마시는 것이 가장 많이 활용되는 방법일 것이다.

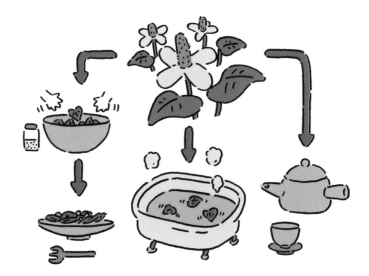

고혈압, 요통, 냉증 등에 효과가 있다
입욕이나 차로 삼백초를 섭취하자

삼백초는 고혈압을 예방한다. 그늘에서 말린 것을 10~20g 정도 끓여 매일 차 대신 마시자. 협심증과 동맥경화를 예방하고 뇌출혈도 예방할 수 있다. 건조시켜 차로 마실 경우, 수확 시기는 꽃이 피어있을 때까지가 적당하다. 고혈압 이외에도 치질, 변비, 백선, 음부 짓무름, 종기, 감기, 축농증, 냉증 등에도 효과가 있다. 또한 목욕을 할 때는 삼백

초욕을 하자. 요통에 효과가 있다. 생잎과 말린 잎 모두 좋으며 잎을 넣고 나서 탕에 들어간다. 생으로 먹을 경우에는 5월이 제철이고 꽃이 피기 전이 연하고 아린 맛도 적다. 소금에 30분 정도 절여 아린 맛을 제거하고 흐르는 물에 씻는다. 기호에 따라 드레싱을 끼얹어 먹도록 하자.

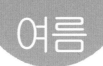

하지는 사기를 피해 조용히 지낸다

:부종 개선에도 좋다

하지는 6월 22일 전후로 낮이 가장 긴 날이다. 양(陽)이 극에 달하여 음(陰)의 기운으로 전환되는 때이다. 이 중요한 하지 날은 가능한 한 차분하게 보내자. 쉽지 않겠지만 하지는 음(陰)(=정(靜))이 시작되는 때이므로 조용하게 보내면 가을과 겨울을 잘 맞을 수 있다. 그리고 하지 즈음의 음식으로는 겨울 오이라는 뜻의 동과(冬瓜)가 있다. 동과는 박과의 식물로, 보통은 5kg 정도, 크면 10kg이나 되는 열매를 맺는다. 게다가 그 열매가 거의 수분으로 되어 있어 칼로리가 낮기 때문에 여성에게는 더 없이 좋은 식재이다. **한약으로도 쓰여 뜨거운 몸을 식혀주는 효능**을 발휘한다. 실제로 칼륨을 많이 함유하고 있어 부종 개선에도 좋다. 나아가 고혈압, 심근경색, 뇌경색, 동맥경화 예방에도 효과가 있다.

저칼로리 동과를 먹고 건강해지는 동과 조리법

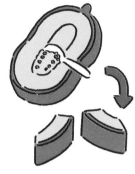

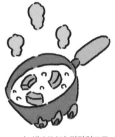

3 녹색 부분이 단단하므로 4~5분 정도 데쳐두면 간이 잘 밴다.

1 동과를 세로로 잘라 속의 씨와 속을 숟가락으로 제거한 뒤 적당한 크기로 자른다.

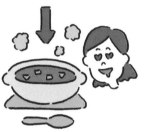

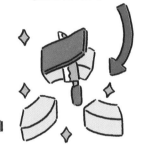

4 동과는 가열하면 부드러워지므로 조림이나 수프로 만들어 맛국물이나 간장 등의 맛이 배어들게 하는 것이 포인트이다. 돼지고기나 새우 등과 섞으면 수프에 감칠맛 성분이 더욱 잘 배어난다.

2 껍질을 벗긴다. 식감을 좋게 하려면 두껍게 벗긴다. 껍질을 얇게 벗기면 표면에 반투명의 녹색 부분이 남아 맛있다.

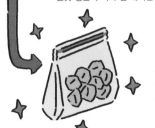

※남은 동과는 냉동이 가능하다. 자른 것을 밀폐 백에 넣고 냉동시킨다. 냉동해도 비타민C, 칼륨의 손실은 거의 없다고 한다.

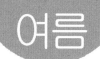

수박은 껍질까지 먹자
:복부가 찬 사람은 수박을 삼가

수박은 냉성 과일로 여름에 신(腎)을 보양하는 식품으로 가장 적합하다. 신은 몸의 열을 조절하는 대표적인 장기이다. 더운 여름에 몸을 식히기 위해 신이 일을 하므로 여름도 중반을 넘어 후반으로 들어서는 7, 8월은 신이 지쳐가는 시기이다. 냉증이 심한 사람을 빼고는 이즈음 식사 때마다 수박을 먹어도 상관없다. 이뇨 작용이 강하여 '천연 백호탕'(白虎湯, 열을 내리는 대표적 약제)이라고 할 정도이다.

그러면 냉증이 심하다는 것은 어느 정도를 말하는 것일까? 자신의 배를 만져보자. 배꼽 아래, 배꼽 주변, 배꼽 옆, 배꼽 위를 만져보았을 때 '냉기'가 느껴지면 심한 냉증이다. 그리고 만지지 않아도 복부에 서늘한 느낌이 있는 경우나 몸 어딘가에 한기가 느껴진다면 냉증이라 해도 좋다. 복부가 찬 사람은 수박을 삼가도록 하자.

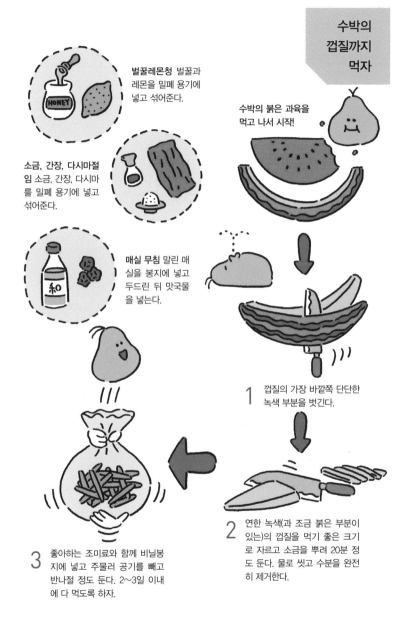

수박의
껍질까지
먹자

벌꿀레몬청 벌꿀과 레몬을 밀폐 용기에 넣고 섞어준다.

소금, 간장, 다시마절임 소금, 간장, 다시마를 밀폐 용기에 넣고 섞어준다.

매실 무침 말린 매실을 봉지에 넣고 두드린 뒤 맛국물을 넣는다.

수박의 붉은 과육을 먹고 나서 시작!

1 껍질의 가장 바깥쪽 단단한 녹색 부분을 벗긴다.

2 연한 녹색(과 조금 붉은 부분이 있는)의 껍질을 먹기 좋은 크기로 자르고 소금을 뿌려 20분 정도 둔다. 물로 씻고 수분을 완전히 제거한다.

3 좋아하는 조미료와 함께 비닐봉지에 넣고 주물러 공기를 빼고 반나절 정도 둔다. 2~3일 이내에 다 먹도록 하자.

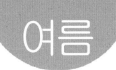
여름 벌레가 방 안에 들어왔을 때의 대책

:사람을 무는 벌레가 방에 들어오지 않도록

여름 벌레는 방에 들어오는 경우가 잦으며 집 진드기도 고온 다습한 시기에는 빠르게 번식한다. **여름 벌레에 대한 대책은 실내 환경이 중요**해진다. 가장 손쉬운 방법은 햇빛에 말리는 것이다. 햇빛이 강한 날 카펫을 널고, 이불도 밖에서 말려 건조한 상태를 유지하여 진드기의 온상이 되지 않도록 한다. 태양광에는 방균 효과가 있다. 단 밖에서 말리는 과정에 벌레가 이불 등에 붙어오는 경우가 있다. 걷을 때는 충분히 두드려 벌레가 없는지 확인하자. 정원을 손질하고 있는 근처에서는 말리지 않도록 한다.

밖에서 말렸을 때 벌레가 딸려올 우려가 있는 환경이라면 유감스럽지만 건조는 피하고 일단 모기나 파리 등 사람을 무는 벌레가 방에 들어오지 않도록, 또 집 안으로 들어왔더라도 해를 입지 않도록 벌레 제거 스프레이를 직접 만들어 대비하자.

아로마 스프레이 만들기

◎재료

에센셜 오일(1방울을 0.05㎖ 이하로 한다)

레몬그라스 … 7방울

제라늄 … 2방울

라벤더 … 1방울

알코올(무수에탄올) … 3㎖

물(정제수나 미네랄워터) … 50㎖

※정제수는 약국에서 판매하고 있다.

스프레이 용기

※유리 제품이 오래 간다.

플라스틱으로 만든 용기에 넣었을 경우는 가능한 빨리 사용하도록 하자.

1 유리 비커를 이용해 계량한 알코올을 넣고 에센셜 오일을 한 방울씩 넣으며 유리 막대로 잘 섞어준다.

2 1에 물을 넣고 유리 막대로 잘 저어준다.

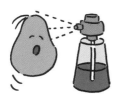

3 스프레이 용기로 옮겨 담으면 완성. 피부나 옷에 뿌리면 벌레가 가까이 오지 않는다.

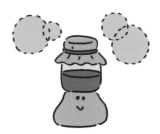

4 나머지는 병에 넣고 천으로 뚜껑을 만들어 고무줄로 고정한다. 방향 효과로 실내용 방충제 역할을 한다.

문신은 몸을 차게 한다
:균형이 깨져 감기 걸릴 가능성

동양의학에서 **피부는 기를 순환하게 함으로써 모공의 개폐를 조절하고 땀을 흘려 체온을 조절한다.** 외부에서 병사(病邪)가 침입할 수 없도록 몸의 표면을 지키는 역할도 한다. 하지만 문신을 하면 이러한 균형이 깨져 냉증이나 감기, 각종 감염 질환에 걸릴 가능성이 높아진다.

또한 나이를 먹으면 자연스럽게 음(陰)의 몸이 되어 냉기나 결림 증상이 생기는데, 문신 부분에서 좀 더 쉽게 약해진다. 문신은 건강을 위해 삼가는 것이 무난하다.

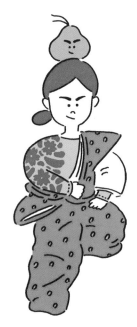

열로써 열을 다스린다
:더위가 극에 달하면 서늘해진다

사물이 정점에 달하면 역전되어 반대의 성질이 된다. 이것을 음양전화(陰陽轉化)라 한다. 이 음양의 성질(더위가 극에 달하면 서늘해진다)을 이용하여 여름을 시원하게 보내자.

① 뜨거운 물수건을 만들어 몸을 문지른다. 가을과 겨울에는 건포마찰이 좋지만 여름에는 뜨거운 수건으로 마찰한다.

② 뜨거운 샤워를 하면 피부가 열을 느껴 몸을 차게 식히려 한다. 하지만 샤워는 몸의 깊은 곳은 따뜻하게 하지 못한다. 결과적으로 몸이 차가워진다.

③ 뜨거운 물로 발을 씻는다. 몸에 있는 열이 발 부위로 모여 몸의 열을 빼앗아간다.

④ 몸은 땀을 흘려 수분이 결핍된 상태다. 뜨거운 차를 마시면 수분을 보충하면서 혈관이 안정을 찾게 된다. 쓴맛도 더위를 진정시키는 효과가 있다.

/ / / / / / /

여름 채소로 '화'와 '수'의 균형을 맞춘다

:채소나 과일로 수분을 보충

'음양전화작전' 외에 '음양균형작전'도 여름 더위를 극복하는 좋은 방법이다. '화'(火)의 계절인 여름에는 '화'가 왕성하므로 정 반대에 있는 '수'(水)와의 균형이 중요하다. 우선 수의 대표인 '신'을 보양하자.

다음으로 수의 기운이 넘치는 채소나 과일을 먹어 열의 근원인 '화'의 기운을 진화하자. 더위로 인해 땀을 흘리면 수분뿐 아니라 미네랄 성분도 잃어버리므로 채소나 과일로 수분을 보충하는 것은 현명한 방법이다.

구체적으로는 오이, 가지, 여주, 토마토, 상추, 수박, 멜론, 포도 등의 감귤류도 좋다. 그린 스무디도 여름에는 좋은 건강법이다. 8월 7일 입추(立秋)를 맞을 때까지 '여름 기간 한정 스무디'란 생각으로 즐겨보자.

겨울의 병은 여름에 다스린다
:양생의 기본을 계속해서 실천

여름에 해야 할 일을 제대로 한다면 여름에 차가워질 일이 없어진다. **여름에 냉기가 없어지면 겨울에 냉기가 원인인 병으로부터도 해방된다.** 다시 말해 여름에 양의 기운을 최대한으로 기르면 1년을 건강하게 보낼 수 있는 것이다.

반대로 **여름인데 컨디션이 좋지 않다는 것은 몸이 심하게 약해져 있다**는 뜻이다. 여름은 심신(心身)이 건강해야 할 계절로 양(陽)의 계절에 컨디션이 좋지 않다는 것은 '양허'(陽虛)의 증상일 수 있다. 양허인 사람은 기본적으로 '기허'(氣虛)를 지니고 있다. 기허인 사람은 흔히 만성피로 증상을 나타내는 경우가 있다. 대책으로는 양생의 기본을 계속해서 실천하는 것이다. 또한 [5:3:2 식이요법]에 기초해 아침밥을 많이 먹도록 하자. 기(氣)의 에너지가 되는 '식사'를 아침부터 섭취하여 건강을 되찾자.

/ / / / / /

제5계절 '토'의 양생

:사계와 달리 1년 내 중간중간 분산

여러분은 '토'(土)의 계절을 알고 있는가?

이것은 **사계절과는 다른 제5의 계절로 '장하'(長夏)와 '토용'(土用)으로 이루어진다.**

장하(長夏)는 망종(芒種; 6월 6일경) 뒤 10일에서 9월 중순경까지의 '고온다습한 우기'를 가리킨다. 장마와 8월 이후의 태풍인 '우(雨) 계절'이 장하에 해당된다. 그리고 계절의 절기(입춘, 입하, 입추, 입동) 전 10여일 정도를 토용이라 부른다.

다시 말해 **토의 계절은 통상의 사계와 달리 1년 내 중간중간 분산**되어 있는 것이다. 동양사상에 익숙하지 않은 사람에게는 받아들이기 어려운 계절일 수도 있다. 하지만 이 같은 토(土)의 계절에 알맞은 양생이 있으며, 여기서는 그것에 관해 소개하겠다.

'장하'와 '토용'은
'무리하지 않는 것'이 포인트

동양철학에서 사계는 성질에 따라 '목'(木)의 계절(봄), '화'(火)의 계절(여름), '금'(金)의 계절(가을), '수'(水)의 계절(겨울)로 보았다. (246, 247쪽 참조)

토의 계절이 주는 이미지는 '중앙'과 '경계선'. 토에는 파괴와 창조라는 강한 힘이 있다. 강한 힘 탓에 몸 상태가 쉽게 나빠지는 계절이지만 평온하게 생활하면 한 해 동안 건강할 수 있다. 직장에서든 가정에서든 '무리하지 않는다'를 타이틀로 생활하자.

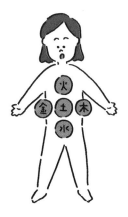

'오행'은 인체에서도
동일한 위치의 관계를 지닌다

◆◆◆◆◆◆

몸의 오행은 중앙이 '토'[脾胃; 비위], 위쪽은 '화'[心; 심], 아래쪽은 '수'[腎; 신], 오른쪽은 '금'[肺; 폐], 왼쪽은 '목'[肝; 간]으로 되어 있다. 비(脾)는 '토'의 기운이므로 '만물을 기르고 보호하는 힘'을 갖는다고 생각한다. (246, 247쪽 참조)

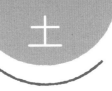

토는 '비'의 계절
'비'의 기능을 상상해 보자
:음식의 영양을 온몸으로 배분

토의 계절은 오장인 '비'(脾)의 계절이기도 하다. 비는 위(胃)와 왼쪽 신장 사이에 위치하는 장기로, 동양의학에서 비는 위와 한 쌍을 이뤄 활동한다. 음식물이 몸에 들어오면 위에서 소화·흡수하고 비가 음식의 영양을 온몸으로 배분한다.

비위가 건강하면 1년 내내 건강하다고 한다. 토의 계절은 비의 계절인 까닭에 비에 부담을 주어 상태가 쉽게 악화될 수 있다. 구체적으로는 위약(胃弱), 복통(배에 딱딱한 부분이 생긴다), 설사, 구내염 등 입 주변에 증상이 나타나며 냉기, 손발의 나른함과 통증, 관절통, 신경통 등 비허(脾虛)는 이러한 증상들이 나타난다.

풍차를 떠올려보자. 비위를 중심으로 몸의 기가 돌고 있다. 하지만 비에 문제가 발생하면 풍차는 돌아가지 않게 된다. 결과적으로 몸 전체의 기가 돌지 않게 되어 몸의 여기저기에 이상이 생기게 된다.

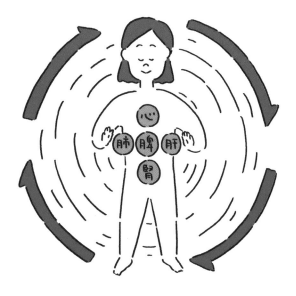

비위를 중심으로 몸의 기가 회전하며 돈다
이 기(氣)가 돌지 않으면 이상이 나타난다

비(脾)는 인간 에너지의 근원(根源)인 '기'(氣)·'혈'(血)의 생성과 운행에 관계하며 그 영향은 몸 전체에 미친다. 위(胃)에서 소화[降濁; 강탁]된 음식물의 에너지를 비가 위로 보내[升淸; 승청], 몸 전체로 운반한다[運化; 운화]. 마치 풍차처럼 기운을 돌게 하여 몸 전체로 에너지를 보낸다. 몸은 중요한 곳부터 에너지를 사용하고 고르게 에너지가 배분되면 팔과 다리에도 충분히 힘이 들어간다.

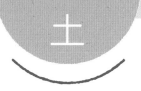

고온다습한 '장하'는 양의 80%만 먹고 '백탕'으로 속을 다스린다

:체내 수분의 순환이 호전

그렇잖아도 이 시기는 비위에 부담이 가는 계절이므로 '자기 양의 80%' 정도만 먹어 항상 비위에 여력을 남겨두자. 그러기 위해서는 잘 씹는 것이 중요하다. 뇌가 먹은 것을 충분히 인식 하여 과식을 방지할 수 있다. 더불어 잘 씹으면 침과 음식이 잘 섞여, '지금부터 이런 음식물이 들어올 거야'라는 뇌에서 보내는 신호가 소화기에 전달되어 소화□흡수를 돕는다.

또한 배의 상태를 조절하려면 백탕(白湯; 아무것도 섞지 않 고 끓인 물-역주)을 많이 섭취한다. 백탕은 장부에 가장 부담이 적은 음료로, 이것을 섭취하면 체내 수분의 순환이 호전된다. **토의 계절에는 따뜻한 것을 마시면 비와 신의 기능을 도울 수 있 다.**

우기 등 습기가 많은 환경에서는 몸도 습해 진다. 뜸으로 습 기(濕氣)를 날려버리자. (뜸을 뜨는 방법은 222쪽 이후를 참조)

습기가 많은 우계(雨季)의 주의점

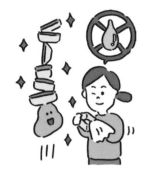

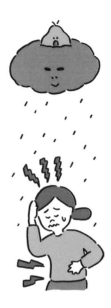

고온다습한 우기는 식품 취급 방법에 주의

◆ ◆ ◆ ◆ ◆ ◆ ◆

조리한 식품을 보관할 때는 용기의 물기 제거를 명심하자. 물이 묻으면 그곳에서 균이 증식하기 쉽다. 또한 보존을 목적으로 만든 것은 냉장이 아닌 냉동실에 바로 넣는다. 냉동실 온도는 –10℃ 이하, 대부분의 균은 이 환경에서는 활성화하지 못한다. 단 균은 죽지 않으므로 해동하면 바로 사용하자.

몸에 습기가 머무는 음의 기 '습사'(濕邪)

◆ ◆ ◆ ◆ ◆ ◆ ◆

비가 계속 내리면 습기가 몸 아래쪽에 머물러 묵직한 통증[重痛; 중통]을 느끼는 경우가 많으며 질병도 정체되어 잘 낫지 않게 된다. 소화흡수, 수분대사, 혈액의 흐름, 전신의 피부, 근육, 혈관에 영향을 미친다. 관절통, 머리나 몸이 무겁다, 더부룩한 위, 팽만감, 구취, 구내염, 부종, 많은 양의 생리와 냉, 묽은 변, 여드름 등의 증상이 생긴다.

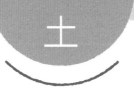

관절통과 신경통의 악화는
몸의 습열을 막다
:콩을 먹는 것도 하나의 방법

인간의 몸은 습해지면 열을 지니는 경우가 있다. 이것을 **'습열'(濕熱)**이라 한다. 몸이 '습열'을 지니면 지금까지 잠자고 있던 관절통과 신경통이 고개를 들기 시작한다. 그뿐 아니라 습기가 있으면 몸이 무거워지고, 관절통이나 신경통이 생기면 기분도 우울하고 이제 낫지 않을지도 모른다는 걱정을 하게 된다. 이때는 몸의 습기를 제거하여 몸 상태를 다스리자.

제습의 키워드는 '이뇨작용'과 '정장작용', 몸속의 필요 없는 물을 내보내는 것이 소변과 대변이다. 독을 배출하는 힘이 강한 우엉은 '신'에 좋으며, 제습 효과가 높은 콩류도 추천한다. 토마토나 오이와 같은 여름 채소는 이뇨 효과가 높지만 몸을 차게 한다. 물이 넘치는 곳에 물을 보충하게 되므로 이 시기에는 과식하지 않도록 주의하자.

장마철
제습 방법

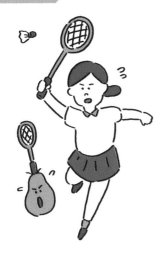

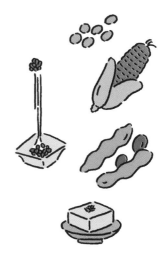

운동으로
습기를 제거한다

◆ ◆ ◆ ◆ ◆ ◆ ◆

장마는 심리적으로 불안정한 상태가 되기 쉬운 시기이다. 여름 '심'의 계절에 '토'가 겹쳐 기분이 우울하고 외출도 내키지 않게 된다. 이때는 땀을 흘려 습기를 제거하고 몸을 상쾌하게 하자. 장마에는 운동을 추천하는데 우기이므로 실내 스포츠가 좋겠다. 하지만 입추(立秋)를 지난 가을의 태풍 시기에는 운동이 지나치면 기력을 상실하게 되므로 주의한다.

콩 식품을 먹어
습기를 제거한다

◆ ◆ ◆ ◆ ◆ ◆ ◆

가장 빠른 제습 방법은 땀을 흘리는 것이다. 운동이 힘겨운 사람은 입욕이나 온천을 이용하는 것도 좋다. 요컨대 물의 순환이 좋아지면 습의 문제가 해소되어 건강하게 극복할 수 있다. 이를 위해서는 콩과 옥수수, 풋콩 등 콩을 먹는 것도 하나의 방법이다. 콩은 몸의 습기를 제거하는 효능이 있다. 두부, 낫토 등의 콩 식품도 좋다.

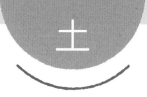

土

습기가 걱정되는 이 계절에는 항균작용을 하는 편백나무로 극복한다

:편백에는 진균염을 예방

편백은 항균작용이 뛰어난 목재다. 편백 정유가 아로마 오일로 다양하게 사용되고 있지만, (97쪽 참조) 물론 편백나무 본체인 목재에도 항균, 항(抗)바이러스 기능이 있다. 중국의 병원에서는 치료에 한약 입욕을 처방하는 경우가 있는데, 편백의 효능을 인정하여 편백 욕조를 이용하는 병원도 있다.

뿐만 아니라 습기가 많아 잡균의 번식이 걱정되는 이 계절에는 부엌 등의 물 주변은 '곰팡이'와의 전쟁이다. 특히 도마는 칼로 파인 부분이 잘 씻기지 않아 비위생적 환경에 노출되기 쉽다. 그렇다면 애초에 곰팡이가 발생하거나 번식하기 어려운 소재를 선택하자. 그래서 '편백'으로 만든 도마를 추천한다. 항균작용이 있는 편백은 가끔 날씨가 좋은 날에 햇빛에 말려주도록 한다.

편백 아로마 오일을 사용하자

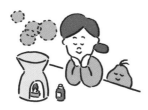

향을 즐긴다

아로마용 오일 워머나(보온성) 아로마 디퓨저(본래 체취를 향기롭게 하기 위해 쓰이던 향기)를 사용하면 향을 즐기면서 릴렉스 효과를 얻을 수 있다.

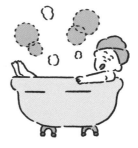

입욕을 한다

입욕 물에 몇 방울 떨어뜨린다. 항균력이 떨어지면 여성은 칸디다(candida) 등의 질염이 생기는데, 편백에는 진균염을 예방하는 효과가 있다.

[여드름, 뽀루지 예방에]

세면대에 따뜻한 물을 받고 편백 오일 몇 방울을 떨어뜨린 뒤 세안을 하기만 하면 된다. 모공 청소와 항균이 목적이므로 모공을 열기 위해 찬물이 아닌 따뜻한 물을 사용한다. 10~20회 정도 손으로 떠서 얼굴을 씻는다. 그런 다음 깨끗한 물로 얼굴을 씻어 피부를 조여 준다. 수건으로 얼굴을 닦을 때는 피부를 문지르지 말고 부드럽게 눌러서 물기를 제거한다.

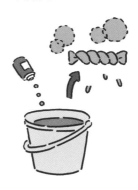

물걸레질에 사용한다

청소할 때 물에 몇 방울 넣고 그 물에 적신 천을 이용해 물걸레질을 하면 방의 항균을 기대할 수 있다.

97

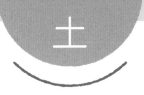

토용은 계절이 바뀌는 절기 변화에 대응할 때

:음식으로는 잡곡 죽을 추천

토용은 계절이 바뀌는 환절기로 입춘, 입하, 입추, 입동 전 각각 18일 정도의 기간을 가리킨다. 비행기의 이착륙도 그렇지만, 계절이 바뀌는 때는 변화에 대한 대응이 필요하므로 아무래도 신체적 이상이나 컨디션 난조 등의 어려움을 겪을 수 있다. **변화는 배[腹; 복]에 가장 많은 영향을 준다.** 이를 다스리기 위해 각 계절의 양생이 있는 것이다. 그러므로 99쪽을 참조하여 각각의 토용에 맞는 양생을 실천하도록 하자. 덧붙이자면, 어느 계절이든 배에 이상이 느껴질 때의 음식으로는 잡곡 죽을 추천한다. 잡곡 죽은 그다지 친숙하지 않을 수도 있다. 비위 강화에는 '황색' 식품이 좋으므로 조와 기장 등이 좋은데 특히 찰기장은 찰지고 단맛이 나 먹기 좋다. 옥수수도 좋으므로 '콘수프' 등으로 섭취하자.

봄의 토용
입하(立夏) 전 18일간
(4월 17일경~5월 4일경)

'심'(心)에 미치는 부담을 피하기 위해 간을 약하게 한다. (54쪽 참조) 또한 이 시기에 알레르기 증상이 나타나는 사람은 '간'에 문제가 있을 수 있다. 봄의 양생이 잘 이루어졌는지 확인하자. 그리고 충분히 숙면하여 눈을 쉴 수 있게 한다.

여름의 토용
입추(立秋) 전 18일간
(7월 19일경~8월 6일경)

토용의 축(丑)의 날이다. 음양의 계절이 바뀌는 절기로, 정력을 돋우는 음식을 먹어 여름을 견뎌내려 옛날부터 유행했던 문화다. 장어를 먹을 기운마저 없다면 비위가 이미 약해져 있는 상태라 할 수 있다. '장하' 편에서 소개했던 양생을 해보자. (92쪽 참조)

가을의 토용
입동(立冬) 전 18일간
(10월 20일경~11월 6일경)

이 시기에 호흡기 계통에 문제가 발생하는 사람은 가을의 양생법을 확인하자. 앞으로 찾아올 겨울은 '한사'(寒邪)의 계절. 호흡기가 약한 사람이 추위에 노출되면 감기에 걸리기 쉽다. 대책으로 밤과 감자를 많이 먹자. 조금 몸무게가 증가해도 괜찮다.

겨울의 토용
입춘(立春) 전 18일간
(1월 17일경~2월 3일경)

겨울 육식은 몸을 따뜻하게 하지만 너무 많이 먹으면 겨울이 끝나갈 무렵에는 위장도 지치게 된다. 육식을 삼가고, 채소나 나물 등을 넣고 끓인 죽을 추천한다. 또한 겨울의 토용은 1년의 마무리. 1년의 마지막 날은 토용의 마지막 날이기도 한 '절분'(節分: 춘분 전날)이다. 액막이 콩을 먹는 것은 좋은 식양생(食養生)이다.

제3장 가을의 양생

—— 8, 9, 10월

가을은 수확의 시기.
만물이 열매를 맺고
몸속 깊이 생명력을
비축하는 계절.

생물들은 다음해를 대비해
생명력을 안으로 거둬들인다.
봄과 여름에 외향적이던 기운(양)도
가을이 되면 내향적으로 바뀐다(음).
가을의 키워드는 '온화'와 '차분'
청아한 기운을 호흡으로 흡수하고
천천히 표정을 부드럽게.
격렬한 활동은 피하고
느긋하게 생활하자.

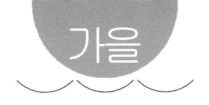

가을은 마음을 차분하고 느긋하게

:천지가 긴장하기 시작하는 계절

입추(立秋)가 되면 슬슬 '음'(陰)의 계절이 시작된다. 8월은 여전히 덥고, 학교라면 8월은 여름방학. '8월'하면 여름이 떠오를 것이다. 하지만 일조 시간은 하지(夏至)를 정점으로 확실히 짧아지기 때문에 몸은 이 일조 시간의 감소를 토대로 '가을'이라 느낀다.

봄과 여름 동안은 기의 기운이 위로, 위로 올라가지만 **가을이 되면 아래로, 아래로 다리 쪽으로 모이려 한다.** 이때 격렬한 운동을 하면 애써 모으려던 기가 흐트러지게 된다.

또한 공기가 건조해지면 피부에서 양기가 사라진다. 천지가 긴장하기 시작하는 계절이므로 스스로도 평온하고 느긋한 마음으로 생활하자.

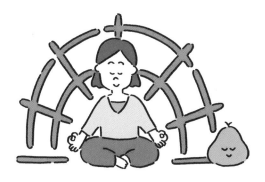

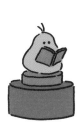

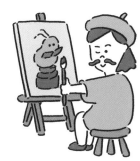

음의 계절의 키워드는
'체양'(體養)과 '기운의 충전'이다

9월의 후반에서 10월은 '스포츠의 가을'이다. 학교나 지역에서 운동회와 체육 대회가 열린다. 하지만 가을은 음(陰)의 계절로, 여성에게 가을은 '고요'가 테마. 정(靜)과 동(動)으로 말하자면 정의 계절이다. 기분을 차분히 가라앉히는 것이 바람직한 계절이므로 '독서의 가을', '예술의 가을'이 정답일 것이다. 가능하면 이것저것 욕심내지 말고 하나의 일에 집중하여 자신의 내면을 고양하자. 음의 계절에는 이것이 가장 좋은 양생이다.

몸을 움직이고 싶을 때는 태극권이나 요가와 같은 동양의 '정'적인 운동이 좋다. 반면 가을에 무언가를 새롭게 시작하는 것은 바람직하지 않으므로 무리가 가지 않고 땀이 나지 않는 정도로 하자.

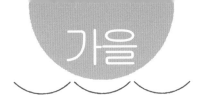

가을은 몸무게 유지가 적당하다

:건강을 위해 조금 많이 먹어도 괜찮다!

인간의 몸은 대개의 포유류와 마찬가지로 봄과 여름에 신진대사가 활발해지며 몸을 다시 새롭게 만들려 한다. 다시 말해 기초대사가 왕성해 지므로 봄과 여름은 살을 빼기에 좋은 계절이다. 반대로 **가을이 되면, 음식이 적은 겨울을 대비해 식욕이 증가하고 몸에 지방을 쌓아 영양을 비축하려 한다.** 겨울은 춥기 때문에 기초대사가 올라 조금만 식사를 줄여도 몸무게 쉽게 감소한다. 하지만 겨울에 몸무게를 줄이면 면역력이 떨어져 감기 등의 감염 질환에 걸리기 쉬우므로 겨울 다이어트는 비만인 사람이 아니면 미용을 위해서는 권장하지 않는다. 가을에 다소 살을 찌우는 편이 겨울에 감기를 예방할 수 있다. 체격에 따라 다르지만 11월까지 2~3kg 증가하는 정도는 괜찮다. 1개월에 1kg 정도가 기준이다.

가을은 몸이 영양을 저장하는 시기
건강을 위해 조금 많이 먹어도 좋다

체온을 유지하기 위해 기초대사가 증가한다. 가을과 동일한 식생활을 유지하면 몸무게가 감소한다.

겨울에 움츠러든 '기'의 기운을 적극적으로 끌어올린다.

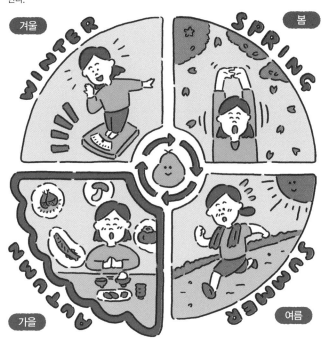

몸이 음식의 영양을 저장하려 한다. 이 계절에는 건강을 위해 조금 많이 먹어도 괜찮다!

이 계절에 근육을 만들어 근력을 늘린다.

※가을과 겨울에 감량을 할 경우, 2주에 0.5kg에서 1kg 정도로 감소량을 조절하자. 여름은 1주일에 1kg 정도 감량해도 상관없다.

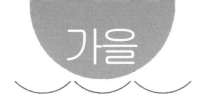

여름 '살' 대책으로
식이섬유를 섭취한다
:버섯과 가지, 고구마를 적절하게 이용

여름에 아이스크림이나 주스, 맥주를 많이 먹은 사람도 적지 않을 것이다. 더울 때, 차가운 것은 더위를 식혀주기도 하고 맛있게 느껴져 계속 먹게 되므로 과음, 과식을 하게 된다. 하지만 차가운 음식은 오장육부에 큰 부담을 주며 당분과 지방분도 많기 때문에 비만의 원인이 된다. 여름에 살이 찐 사람 중에는 다소 몸무게를 감량하여 몸 상태를 조절하는 것이 좋은 경우도 있다.

가을은 살을 빼기 어려운 계절이지만 방법은 있다. 바로 아침 식사에서 식이섬유를 섭취하는 것이다. 식사를 한 뒤 혈당치의 오르내림이 심하면 정신적으로 불안정해 지고 과식을 하는 경향이 강해지는데, **식이섬유에는 혈당치를 안정시키는 기능이 있다.** 버섯과 가지, 고구마를 적절하게 이용하자. 바로 실행할 수 있는 것으로 된장국과 채소 수프도 좋겠다.

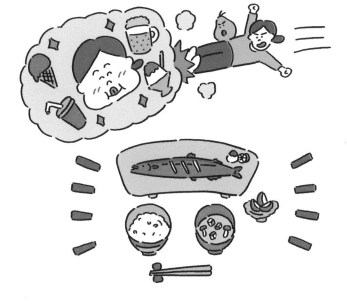

당분과 지방으로 가득한 찬 여름 식생활에서
가을의 건강한 식생활로 전환하자

가을은 꽁치가 맛있는 계절이다. 꽁치의 지방은 육(肉)고기의 지방과 달리 DHA(docosahexaenoic acid)와 EPA(eicosapentaenoic acid)가 풍부하다. 이 성분들은 중성지방과 혈중 콜레스테롤 수치를 떨어뜨려 고지혈증과 동맥경화 예방에도 효과가 있다. 특히 EPA는 혈액과 혈관을 건강하게 만드는데, DHA는 뇌나 신경 발달에 도움이 된다.

연어도 맛있는 계절이다. 비타민A와 E 등 지용성 비타민이 많아 몸의 불필요한 지방을 배출하는 기능을 돕는다. 동시에 비타민B1, B2도 풍부하다. 비타민 B군은 몸을 활성화시키므로 다이어트에 든든한 지원군이다. 물론 건강 증진을 위해서도 전통 밥상은 훌륭한 식사다.

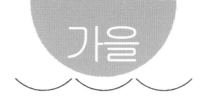

일찍 잠자리에 들고
남서 방향으로 잠을 잔다
:수면을 중시해야 할 계절

가을이 되면(8월 7일경이 지나면) 가능한 한 **22시 정도에는 잠자리에 들도록 한다.** 일찍 자고 일찍 일어나기를 기본으로 하자. 해가 뜨는 시간도 여름보다 늦어지므로 7시 전에는 일어나는 것이 좋다. 물론 해가 뜨는 시간에 맞춰 일어나도 괜찮다.

서쪽은 가을의 기운이 왕성하므로 베개를 '남서 방향'으로 둔다. 그러면 서쪽 방향은? 하고 생각할 수 있는데 아침에는 아침 해가 뜨는 동쪽으로 얼굴을 향해야 하므로 남서쪽 방향이 좋다. 특히 남쪽은 여름의 기운이 가득하므로 여름부터 가을로 넘어가는 계절에는 안성맞춤이다. **한동안은 남서에서 동북으로, 기의 바람이 분다고 그려 보자.** 이른바 이귀문(裏鬼門, 양의 기운이 음의 기운으로 바뀌는 방위로 강한 기운을 지니고 있다)의 바람이다. 이귀문의 기운이 들어와 음의 좋은 기운을 양성하기 쉬워진다.

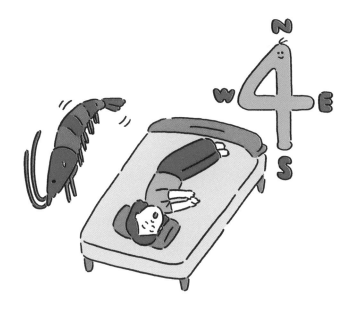

아침에는 몸을 옆으로 돌려
새우 모양을 하고 동쪽을 향한다

새벽녘, 잠이 깨기 시작할 무렵이면 동쪽을 향한다. 이때 몸을 새우 모양으로 만들고 온몸의 힘을 뺀다. 이렇게 하면 정기가 다리 쪽에 머물러 자면서 양생을 할 수 있다.

가을은 호흡기에 문제가 생기기 쉬운 계절이므로 옆으로 누워 새우 모양을 하고 자면 호흡에 도움이 된다. 봄과 여름은 열심히 운동해야 할 계절이지만 가을은 동(動)에서 정(靜)으로 넘어가므로 수면을 중시해야 할 계절이다. 수면의 질을 개선하여 체력을 비축하자.

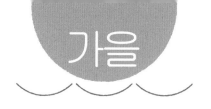

건조함을 조절하는데
매운맛을 이용한다
:발한을 촉진해 노폐물을 배출

가을은 공기가 건조하므로 호흡기가 마르고 열을 머금어 기
침과 가래, 천식 등의 증상이 나타나는 계절이다. 피부도 쉽게
건조해진다.

여름은 자주 땀을 흘려 피부를 통해 노폐물을 충분히 배출시
키지만, **가을이 되어 기온이 내려가면 피부가 닫히므로 여분의**
물과 노폐물을 배출할 수 있는 코와 입(호흡기)과 대장(배설기)
이 활성화될 필요가 있는 것이다. 내향적 흐름을 변화시키는 활
력의 맛은 '매운맛'이다. 매운맛의 식재는 새로운 기를 불어넣
을 때 도움이 되는데 고추가 대표적이라 할 수 있다. 캡사이신
(capsaicin)을 함유하고 있어, 소량으로도 신진대사를 높이고
체온 상승과 발한을 촉진해 노폐물을 배출한다. 이외에도 마늘,
무, 양파, 술이 오미(五味) 중 '매운맛'에 속한다. 몸을 활성화시
키지만 이른 가을에는 조금 적게 먹도록 주의하자.

몸에 남은 '양기'를 내보낸다

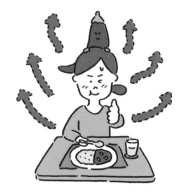

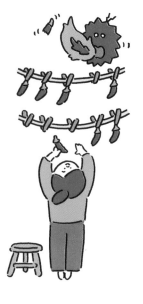

모공을 연다 =몸의 창을 연다

◆◆◆◆◆◆◆

겨울이 되면 몸의 피부가 닫히기 때문에 이 계절에 매운 것을 먹어 모공의 기능을 좋게 하자. 이렇게 하면 양기를 완전히 분출하여 상쾌하고 청결한 기를 몸 안으로 받아들일 수 있게 된다.

※카레, 산초, 술은 피부염이 있을 경우에는 먹으면 안된다. 피가 열을 갖게 되므로 알레르기 증상이 있는 사람에게도 매운 음식은 추천하지 않는다.

고추는 말려서 건조 보관

◆◆◆◆◆◆◆

가을은 고추를 수확하는 시기다. 신선한 생 고추를 구입했다면 빨래집게로 집어 건조시킨다. 장기 보존이 가능해진다. 1주일 이상 말리면 전체가 검붉은 색이 되고 속의 씨까지 건조된다. 2~3일 정도만 말리면 색감이 예쁘지만 속까지 건조되지 않을 수 있으므로 이 경우에는 며칠 이내에 사용한다.

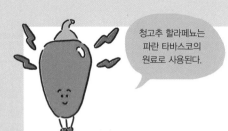

할라페뇨 된장을
만들어보자!

전 세계적으로 요리에 많이 사용되는 고추가 너무나 맵다!
하지만 할라페뇨(Jalapeño: 멕시코산) 된장을 만들면
맛있고 편리한 조미료로 변신, 1년 정도 보존할 수 있게 된다.
밥과 먹어도 좋고 두부에 얹어 먹어도 좋으며 다진 고기를 넣어
'맛된장'을 만들면 파스타 소스로도 활용할 수 있다.
꼭 시도해보자.

단맛의 재료	
할라페뇨	2개
피망	2개
차조기잎	25장
가다랑어포	200g
된장	750g
설탕	250g

매운맛의 재료	
할라페뇨	2개
피망	1개
차조기잎	25장
가다랑어포	200g
된장	300g
설탕	300~350g

※매운맛은 많이 매우므로 조금 단 것을 선호하는 사람에게는 피망을 추가한 단맛을 추천한다.

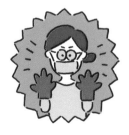

씨가 무척 매워 직접 손으로 만졌을 경우, 손을 씻어도 얼얼하다. 아무리 손을 씻었다 해도 그 손으로 눈을 만지면 화끈거릴 뿐 아니라 자르기만 해도 눈물이 난다. 그러므로 고무장갑과 마스크, 안경 등 점막을 보호할 도구를 단단히 준비하자.

만드는 법

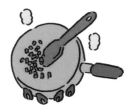

2 달군 프라이팬에 1의 다져놓은 할라페뇨와 피망을 넣고 중불에서 볶는다.

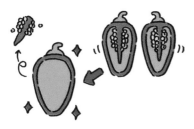

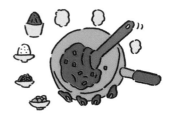

1 할라페뇨를 세로로 자르고 씨를 모두 제거한다. 피망도 마찬가지로 손질을 해 모두 잘게 다진다. 푸드 프로세서를 사용하면 간단하다.

3 불을 끄고 된장, 설탕 순으로 프라이팬에 넣는다. 설탕이 녹으면 약불로 줄이고 된장을 이기기 시작한다. 된장이 꾸덕꾸덕 해지면 다진 차조기잎과 가다랑어포를 넣고 잘 이긴다.

[장기 보관 중에는 다시 한 번 가열한다]

완성된 할라페뇨 된장은 밀폐 용기에 담아 냉장고에서 보관한다. 된장의 보존 상태에 따라 발효된 것으로 보이면 다시 한 번 가열해준다. 그리고 매운맛이 부족할 때는 볶은 할라페뇨를 더 넣고 섞어준다. 이때도 가열을 하는데 이렇게 하면 오래 두고 사용할 수 있다.

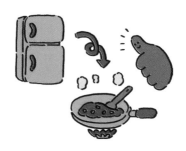

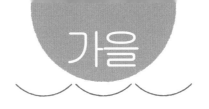

'국화차'를 마시자

:설탕이나 벌꿀 넣어도 좋다

9월 9일은 중양절(重陽節)로, 국화의 절기이다. '9'는 가장 큰 양수이므로, 과거에는 장수를 기원하는 중양을 오절구(五節句) 중에서 가장 중요하게 여겼다. 이 시기에 **'국화차'를 마시는 것은 손쉬운 건강법**이다. 중국의 가장 오래된 약물서 《신농본초경(神農本草經)》에는 국화에 대해 다음과 같이 기록되어 있다. **장기간에 걸쳐 지속적으로 마시면 '기혈의 순환을 원활하게 하여 몸이 가벼워지고 장수하게 된다.'**

국화의 수확 시기는 9~11월. 생화 자체로는 보존할 수 없으므로 장기간 음용을 고려하면 건조가 현명한 방법이다. 건조시킨 국화로 우려낸 차라면 1년 내내 즐길 수 있으며 계절을 앞서서 느낄 수도 있다.

아직 국화차를 마셔보지 못한 사람은 이 중양의 절구를 계기로 마셔보면 좋지 않을까?

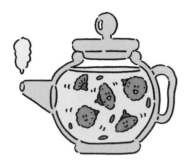

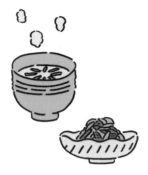

국화차 즐기는 법

◆◆◆◆◆◆◆

향이 좋고 색깔도 예쁜 국화차는 여성들이 선호하는 차라 할 수 있다. 조금 독특한 풍미가 나므로 설탕이나 벌꿀 등의 감미료를 조금 넣어도 좋다. 가까이 두고 즐겨 마실 경우는 당분의 과다 섭취에 주의하자.

일반적인 식용 국화(菊花)

◆◆◆◆◆◆◆

노란색 꽃이 많지만, '모테노호까', '모테키꾸', '연명악'(延命樂) 등의 분홍색도 있다. 무쳐서 나물로 먹거나 국에 넣어 먹는 것이 일반적이다. 식탁에 올려놓기만 해도 가을의 정취를 풍겨 눈으로도 계절을 즐길 수 있다.

[국화의 다양한 효능]

국화에는 비타민B1, 비타민B2, 비타민E가 풍부하다. 항산화 작용을 하는 베타카로틴과 비타민C, 엽산 등의 비타민B군도 함유하고 있어 눈의 피로나 안티에이징, 심신의 안정에도 효과가 있다.

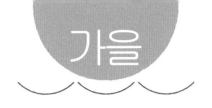

추분까지는 땀을 흘리지 않는 복장을

:땀을 흘리면 양기도 함께 빠져나간다

땀을 흘리지 않도록 주의하는 것이 가을에 적합한 양생이다. 입추에서 추분(秋分)에 걸친 시기에는 아직 한낮에는 더위를 느낄 수 있다. 가을에는 옷을 가볍게 입자. 가을에 얇은 옷을 입기 시작하는 것은 좋은 습관이다. 봄과 여름에 갑자기 옷을 얇게 입기 시작하면 양(陽)의 덩어리인 어린이도 감기에 걸린다. **여름 동안에 양기가 충분히 채워져 있으면 초가을의 몸 상태는 양호**할 것이므로 이 시기에 옷을 얇게 입기 시작하는 것은 좋은 습관이라 할 수 있다.

땀을 잘 흘리는 사람, 한번 땀이 나면 멈추지 않는 사람은 자율 신경이 약한 사람이다. 동양의학에서는 기허(氣虛)라 하는데 기의 기운이 부족한 것이다. 아침 식사를 충분히 하고 일찍 자고 일찍 일어나는 양생을 하자. 땀을 흘리지 않도록 옷으로 조절하자. 땀을 흘리면 양기(陽氣)도 함께 빠져나가므로 다시 기허가 진행되는 악순환에 빠지게 된다.

◯ 기의 하나인 '위기'(衛氣)를 높이자 ◯

가을에는 몸의 기가 내향적이 되기 때문에 몸 표면의 위기(방위력) 부족으로 인해 외사(外邪) (외부환경의 영향)에 무방비 상태가 된다. 가을 초기에는 기가 몸 밖으로 너무 빠져나가지 않도록 생활 속에서 땀을 흘리지 않도록 한다.

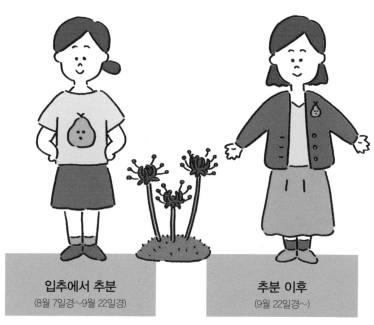

입추에서 추분	추분 이후
(8월 7일경~9월 22일경)	(9월 22일경~)

아직 낮 동안은 더위가 남아있으므로 가능한 한 땀을 흘리지 않도록 옷을 가볍게 입자. 윗옷도 얇고 땀을 잘 흡수하는 소재로 준비한다.

추분을 지나 가을이 깊어지면 슬슬 보온을 의식해야 한다. 가을과 겨울 물건들을 내고 얇은 스웨터나 재킷 등을 입는다.

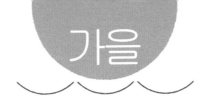

침구와 속옷은 실크를 추천
:실크에는 피부 보습 효과가 있다

가을은 건조한 계절이다. 특히 여름 동안 지친 피부가 건조해지기 쉽다. 이때는 실크로 된 침구와 파자마, 속옷 등을 사용하도록 하자. 물론 100% 면(綿) 제품도 좋지만 실크 역시 훌륭한 소재다.

실크에는 피부 보습 효과가 있어 몸에 걸치면 하나의 방어막이 생긴 듯이 피부를 건조로부터 지켜준다. 또한 **피부미용 효과도 기대**할 수 있다. **인간의 피부와 가까운 단백질을 주성분으로 하는** 실크는 '제2의 피부'라 불릴 만큼 피부와 궁합이 좋고 수면시간에 실크 제품을 사용하기만 해도 피부의 윤기를 되찾는 사람도 있다. 또한 아미노산이 풍부하여 시트나 이부자리는 꼭 피부뿐 아니라 머리카락과도 잘 맞는다. 부드럽고 가벼우며 촉감이 뛰어난 실크를 꼭 사용해 보길 추천하다.

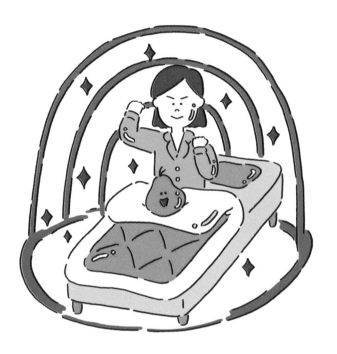

피부에 좋은 천연 섬유로
수면 동안에 아름다운 피부 만들기를 시도해 보자

알레르기가 있는 사람은 반응하는 경우가 있다.

실크 제품은 비싼 경우가 많으므로 갑자기 고가의 침구를 구입하지 말고 우선 손수건 등의 작은 소품부터 사용해 보자. 알레르기가 있는 사람은 우선 증상이 없는 부위를 노출시켜 본다. 하룻밤 두어도 괜찮을 것이다. 직접 닿은 부분의 상태가 좋다면 환부에 대어 본다. 마찬가지로 하룻밤 상태를 보고 괜찮다면 파자마나 시트 등의 실크 소재를 사용해 보자.

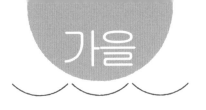

달에 소원을 빈다
:무의식의 힘을 이용

　가을은 중추(中秋)의 밝은 달을 떠올리며 보름달에만 주목하는 경향이 있는데, 달이 잘 보이지 않는 '신월'(新月; 초승달)에도 강한 기운이 있다. 조수 간만의 차는 초승달과 보름달일 때 커진다. 이 기회에 각각의 힘을 알아두자.

　초승달에는 '재생'의 에너지가 있어 새로운 일을 시작하거나 앞으로 무언가를 증가시키는 에너지가 있다. **보름달은 사물이 가득 차지만 반대로 이때를 기점으로 감소해 나가므로 줄어들기를 바라는 소원을 빌면 좋다.** 어쨌든 '언제까지 이렇게 된다'라고 써보자. 그리고 그것을 잊는 것이 중요하다. 잊어버림으로써 무의식의 힘을 이용할 수 있는 것이다. '달'의 힘은 태양에 비하면 단기적이고 작기 때문에 타인의 힘이 아닌 스스로 실현가능한 것을 빌어보자.

☐ 중추(中秋)의 밝은 달이란 ☐

현대에서는 9월 초순에서 10월 8일경의 보름달을 가리킨다. 십오야는 초승달에서 시작해 15일째 되는 밤이므로 반드시 9월 15일이 되지는 않는다. 이것은 태양력과 태음력의 차이로 인해 어긋나기 때문이다.

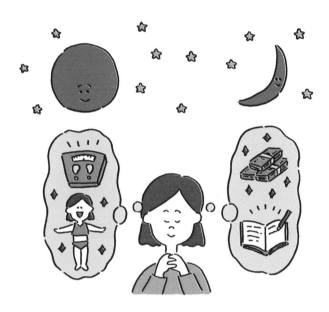

보름달에 비는 소원
◆ ◆ ◆ ◆ ◆ ◆ ◆

절정에 달한 것이 줄어들기 시작하는 것.
'몸무게가 감소한다', '고민하는 일이 줄어든다', '스트레스가 준다', '발진이 감소한다' 등이다.

초승달에 비는 소원
◆ ◆ ◆ ◆ ◆ ◆ ◆

새롭게 계획하는 일, 증가하는 이미지가 가능한 것.
'저축을 하자', '학력 향상', '실적 상승', '여성으로서의 매력이 깊어진다' 등이다.

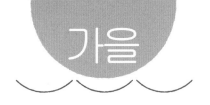

초승달 생리와 보름달 생리를 알자

:건강하다면 배란은 달의 주기에 맞춰

여성의 생리는 달의 영향을 받는다고 생각하는 사람이 많다. 실제로 자연분만의 경우, 초승달과 보름달이 뜨기 2~3일 전에 산기가 돈다. 초승달과 보름달을 지나면 조금 진통이 오다가도 그대로 진통은 사라지고 다음 초승달, 보름달 주기까지는 진통이 오지 않는 것이 일반적이다.

보통 생리도 초승달이나 보름달에 걸리는 경우가 많다. 또한 달의 주기와 마찬가지로 29일 전후의 생리 주기가 바람직하다. 여성에게 미치는 영향은 보름달과 초승달이 다르다. 보름달에는 채워가는 기운이 있으므로 **보름달 생리는 출혈량이 많고 배가 고파 살이 찌기 쉬운 경향**이 있다. 반면 **초승달 생리는 재생이 테마이므로 생리에서도 불필요한 노폐물을 배출하려 한다. 피부도 건조해지기 쉬우므로** 보습에 신경을 쓰자.

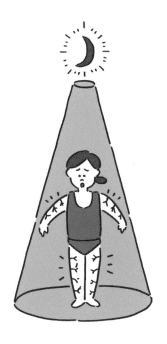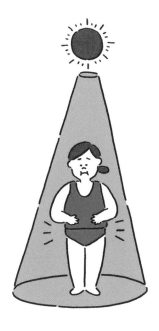

보름달 생리는 허기를 느껴 살이 찌기 쉽다
초승달 생리는 해독으로, 피부가 조금 건조해진다

건강하다면 배란은 달의 주기에 맞춰 일어난다. 정상적인 생리는 반드시 배란이 선행되어 일어나며 그로부터 생리가 찾아온다. 이것은 출산 후, 생리를 한 번도 안 하고 임신을 하는 사람이 있는 것만 보아도 알 수 있다. 반대로 보름달에 배란이 되면 초승달에는 생리가 오게 된다.

보름달은 낳는 타이밍으로, 인간에게만 해당되지 않는다. 산호, 바다거북, 물고기도 보름달이 뜨는 날 산란을 하는 경우가 많다. 보름달 때는 사리가 되어 간만의 차가 커져 알이 멀리까지 흘러갈 가능성이 크기 때문이라 한다.

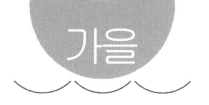

피안 전후의 가을 피로에는 뿌리채소를 먹는다

:이 시기에 양생을 하지 않으면 겨울에 곤혹

가을을 타는 것은 여름의 피로가 나타나는 것으로, 피안(彼岸) (추분)까지 이어진다면 바로 양생을 시작하자. 추분은 가을의 한가운데로, 가을 중반까지 왔는데 아직 여름에 적합한 몸이 유지되며 가을로 전환되지 않은 것에 몸이 이상을 느끼는 것이다. 태풍이 많은 해는 습사(濕邪)의 영향을 받는 경우도 많다. 가을 피로는 '비허'(脾虛)의 증상이 나타나는 경우가 많다. (90쪽 참조) 그리고 이 시기에 양생을 하지 않으면 겨울에 설사에 시달리게 된다.

이때 추천하는 방법이 뿌리채소류를 조림이나 찌개, 수프로 만들어 먹는 것이다. 뿌리채소 중에서도 둥근 것, 예컨대 감자나 토란과 같이 둥근 식품은 비위에 부담을 주지 않으며, 호박 수프도 좋겠다.

☐ 토란은 저칼로리 건강식품 ☐

토란은 감자류 중에서도 저칼로리 식품이다. 게다가 주성분인 뮤신(mucin)은 살이 잘 찌지 않는 체질을 만든다. 식이섬유도 풍부하여 몸에 불필요한 독소를 배출해 주며, 비타민B군과 아미노산도 풍부하여 면역력을 높여준다.

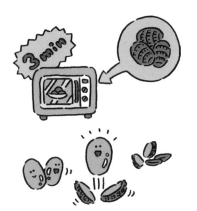 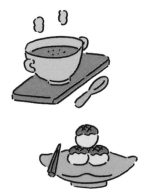

토란 손질 방법
◆ ◆ ◆ ◆ ◆ ◆ ◆

전자레인지를 이용해 손질을 한다. ①토란을 깨끗이 씻어 껍질 째 접시에 담고 랩을 씌워 3분간 가열한다. 단단하면 30초~1분씩 추가로 가열하여 부드럽게 만든다. ②손으로 만질 수 있을 정도로 식은 후에 껍질을 벗긴다. ③볼에 넣고 나무 주걱 등으로 으깬다.

으깬 토란으로
맛있는 수프와 간식을
◆ ◆ ◆ ◆ ◆ ◆ ◆

으깬 토란과 우유, 치킨부용, 물을 냄비에 넣고 가열한다. 잘 섞어 소금과 후추로 간을 하고 파슬리를 얹으면 완성. 으깬 토란에 으깬 밥을 섞고(토란3:밥) 반죽하여 둥글게 만든다. 간장과 설탕으로 소스를 만들어 뿌려 먹으면 된다.

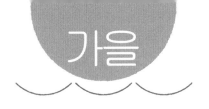

버섯을 먹어 면역력을 강화하자

:저칼로리 식품이므로 꼭 섭취해야 할 식재

버섯은 동양의학에서 가장 오래전부터 사용하고 있는 생약 중 하나다. 그 역사는 3천 년 혹은 4천 년이나 된다고 한다. 산간 지역이나 자연과 가까운 지역에 사는 사람이라면 가을이 되면 많은 종류의 버섯을 구할 수 있다. 10종류 이상의 버섯이 들어간 버섯국은 버섯에서 나오는 육수도 최고이고 몸이 무척 좋아한다. 맛도 너무 좋아 황홀할 지경이다. 최근에는 '휴게소 순례'를 하며 천연 버섯을 구매하는 사람도 있다고 들었다.

현대는 성분 연구가 진행되어 **베타글루칸(β-glucan)이 많이 함유된 버섯류는 면역력 향상에도 효능이 있다**는 사실이 밝혀졌다. 베타글루칸은 버섯과 효모에 많이 함유된 다당류로 식이섬유의 일종이다. 섭취해도 위장에서는 소화, 분해되지 않고 면역을 담당하는 장(腸) 세포에 직접 기능하므로 체내 면역력이 강화된다.

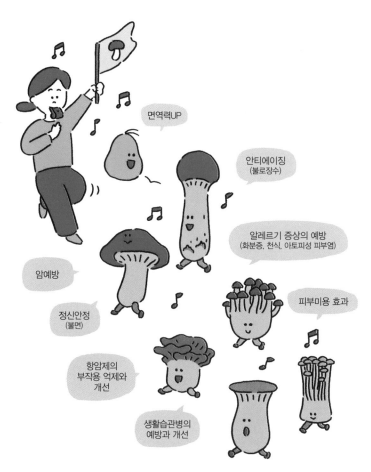

면역력UP

안티에이징
(불로장수)

알레르기 증상의 예방
(화분증, 천식, 아토피성 피부염)

암예방

피부미용 효과

정신안정
(불면)

항암제의
부작용 억제와
개선

생활습관병의
예방과 개선

종류도 효과도 다양한 버섯

흔히 버섯이라고 하면 구하기 쉬운 표고버섯, 느타리버섯, 잎새버섯 등이 있고, 귀한 몸이라면 송이버섯 정도일까? 어쨌든 모두 베타글루칸과 식이섬유를 많이 함유하고 있으며 칼로리가 거의 없는 저칼로리 식품이므로 꼭 섭취해야 할 식재다.

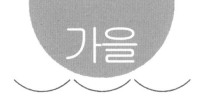

본견의 기모노로 건강하게
:외부의 건조한 공기로부터 보호

기모노는 여성을 아름답게 보이는 일본의 전통 의상이다. 기모노는 온몸을 감싸기 때문에 외부의 건조한 공기로부터 보호해 주어 건조가 걱정되는 계절에는 안성맞춤이다. 게다가 **본견=실크라면 피부미용의 효과를 기대**할 수 있다.

기모노뿐 아니라 속옷도 실크 제품이 많은데 착용하면 피부가 매끄러워지는 효과가 있다. 또한 실크의 피부미용 효과뿐 아니라 기모노를 입고 띠를 두름으로써 **골반이 서고 등 근육이 펴져 허리를 보호한다**는 장점도 누릴 수 있다.

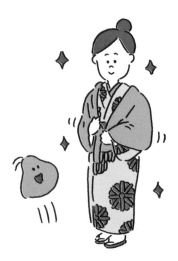

오장의 기 부족은 꿈으로 나타난다
:가을에 폐의 기가 부족하면 전쟁의 꿈

꿈으로 오장의 상태를 판단할 수 있다. (중국의 가장 오래된 의학서, 《황제내경》의 '방성쇠론'(方盛衰論)으로부터). 폐의 기가 부족하면 '하얀 것, 비상, 금속, 살인, 울며 슬퍼하는 내용'과 관련된 꿈을 꾼다. 특히 가을에 폐의 기가 부족하면 전쟁의 꿈을 꾼다. 이때는 폐를 보충하기 위해 가을의 양생법을 실천한다. 식품은 하얀 것, 배추, 무, 흰목이 버섯, 국화 등을 섭취한다. '심'(心)의 기가 부족하면 태양이나 번개 꿈을 꾸는데 이때는 붉은 색의 식품을 먹는다. '비'(脾)의 기가 부족하면 공복의 꿈을 꾼다. 이때는 황색 식품을 먹는다. '신'(腎)의 기가 부족하면 물에 빠지거나 배가 전복되는 꿈을, 이때는 검은 색의 식품을 먹는다. 식품의 오색에 대해서는 185쪽, 186쪽을 참조한다.

∧∕∖∕∖∕∖∕∖

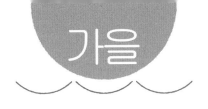

햅쌀의 계절이야말로
현미식으로 전환
:현미로 바꾸면 극적인 효과

여러분은 탄력 있는 몸매를 만들고 싶은가? 현미식으로 바꾸기만 해도 큰 효과를 볼 수 있다. 우선 줄이고 싶은 부위의 사이즈를 잰다. 허리(복부의 가장 가는 부분) 배꼽 주변, 넓적다리의 가장 굵은 부분 등 걱정되는 곳을 줄자로 재고 의욕을 불태우자.

흰쌀밥이나 빵을 현미식으로 바꾸어도 칼로리에는 거의 변화가 없어 반찬이나 간식을 바꾸지 않는 한 몸무게 자체는 크게 줄지 않는다. 하지만 **몸속 수분이 배출되어 몸이 탄력을 지니게 되므로** 사이즈는 줄어든다. 쌀이 주식이므로 이러니저러니 해도 밥을 먹는데 그것을 현미로 바꾸면 극적인 효과를 게다가 단순한 방법으로 얻을 수 있는 것이다. 칼로리에만 집착해서는 좀처럼 도달할 수 없는 식양생이다.

○ 현미의 우수한 비타민B군 ○

백미는 정제할 때 비타민B1을 잃어버리는데 이에 반해 현미는 완전식이다. 비타민B군은 수용성으로, 과다 섭취한 양은 소변으로 배출되어 체내에 쌓이지 않는다. 8시간 마다 섭취한다면 늘 비타민B군의 활약을 기대할 수 있는 것이다.

현미와 백미의 성분 비교　밥 1공기(100g당)

	현미	백미	현미의 영양비교율 (백미비교)
에너지	165kcal	168kcal	98%
비타민B1	0.16mg	0.02mg	800%(8배)
나이아신	2.9mg	0.2mg	1450%(14.5배)
마그네슘	49mg	7mg	700%(7배)
식이섬유(수용성)	0.2g	–	–
식이섬유(불용성)	1.2g	0.3g	400%(4배)

(일본 문부과학성 식품 데이터베이스로부터)

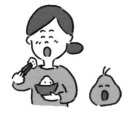

마그네슘은 대부분의 변비약에 들어갈 정도로 배변을 촉진하는 효과가 있다. 비타민B1은 당질을 에너지로 바꾸어 주고 활력을 돋운다. 나이아신(niacin)은 DNA와 호르몬을 만드는 데 없어서는 안 되는 성분으로 피부나 점막에 좋을 뿐 아니라 알코올을 분해하여 숙취를 예방한다.

/\ /\ /\ /\ /\

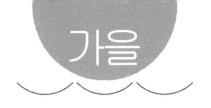

늦가을에는 닭 육수로 채소 수프를
: 추운 겨울을 대비하는 것

늦가을에는 겨울에 대한 대책을 시작한다. **'비'(脾)를 건강하게 하고 '폐'(肺)를 보충**하는 것이 목적이다. 이를 위해서는 식사의 양을 늘리고 칼로리와 단백질이 풍부한 식사를 하자. 신체 강화를 비롯해 추운 겨울을 대비하는 것이다.

가장 손쉬운 방법은 닭 육수 수프를 먹는 것이다. 가장 먼저 닭 육수로 수프를 만들고 나서 근채류, 양파, 샐러리 등 좋아하는 채소를 넣어 끓이는 것이 기본이다. 압력냄비가 있으면 단숨에 끓여 보자. 닭 뼈까지 부드럽게 먹을 수 있다. (물론 먹을지 안 먹을지는 여러분의 자유) 몸무게를 줄이고 싶은 사람은 감자 등 탄수화물이 많은 채소는 피하는 것이 좋겠다.

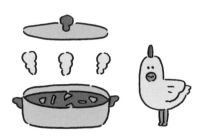

가을에 먹으면 좋은 식품

가을은 기온과 기후의 변화가 심하므로 조추(早秋), 중추(中秋), 만추(晚秋)에 따라 식사의 경향이 다르다. 추천 식재를 소개하므로 몸에 약이 된다는 생각으로 섭취해 보자.

조추 (8월)

단맛이 나는 음식이 좋은 양생이 된다. 과일과 채소를 많이 먹고 매운맛은 조금 삼간다.

고추, 술, 부추, 마늘, 생강, 파를 적게 섭취하는 것이 좋은 양생이다. 배, 벌꿀, 유제품, 토마토, 흰목이 버섯, 목이버섯, 과즙 주스, 대추, 녹차, 바나나, 두부, 포도, 채소 수프.

중추 (9월)

담백하고 상큼한 것이 좋다. 폐와 음의 기운을 기르는 것이 목적이다.

벌꿀, 호두, 유제품, 흰목이 버섯, 배. 술은 따뜻하게 하여 적은 양을 마시는 것이 몸에 좋다.

만추 (10월)

비(脾)를 건강하게 하고 폐를 보충하는 것이 목적이다. 식사의 양을 늘려 고칼로리, 고단백 식사를 하자.

참마, 토란, 대추, 오리고기, 닭고기

133

제4장 겨울의 양생

—— 11, 12, 1월

겨울은 하늘의 양기가 멀어진다.
만물은 닫고 조용히 가라앉는다.
몸의 창을 닫고 보호하는 계절이다.

겨울은 '소극적'인 것이 좋다.
운동 등으로 땀을 흘려서는 안 된다.
몸의 창을 닫고
불필요한 대사나 체력 소비를 자제한다.
봄과 여름에 발산한 기운을 회복할 때이기도 하다.
추위 대책에 만전을 기하고 정성껏 식양생을 하며
무리를 하지 않도록 주의한다.

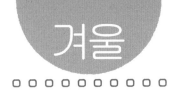

겨울

○○○○○○○○○○

방한에 가장 좋은 방법은
적절히 껴입는 것

:혹한이 찾아올 때는 모자도 꼭 필요

겨울 양생의 기본은 '보온'이다. 추위로부터 어떻게 몸을 보호할 것인지는 예로부터 양생의 테마였다. 현대에는 주거 환경이 좋아지고 예전과는 비교도 안될 만큼 따뜻한 실내 생활을 할 수 있게 되었다.

하지만 문밖은 여전히 춥다. 추위 대책의 포인트는 옷을 껴입어 몸 주변에 공기층을 만드는 것이다. 다운 점퍼 속에 얇은 다운을 입는다거나 벗기고 벗겨도 좀처럼 속이 드러나지 않는 양파처럼 추위에 맞춰 옷을 껴입는다. 속옷을 껴입으면 많이 뚱뚱해 보이지 않으면서 보온 효과는 매우 뛰어나다. 멋진 보온법이라 할 수 있다. 혹한이 찾아올 때는 모자도 꼭 필요한 아이템이다. 뇌를 추위로부터 보호하자.

실내에서도 발 부위가 찰 경우가 있다. 이때야말로 양말을 겹쳐 신는 것이 좋다. 네 겹 정도 양말을 겹쳐 신고 털 슬리퍼를 신는 등 방법을 찾아보자.

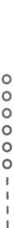

초겨울과 본격 추위의 마음가짐

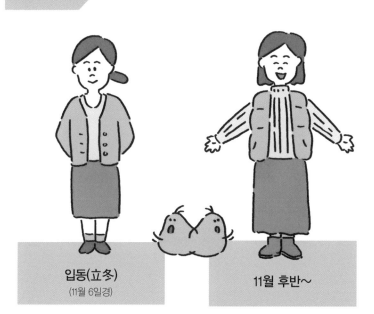

입동(立冬)
(11월 6일경)

11월 후반~

입동 시기에는 가볍게 입고 생활한다

◆ ◆ ◆ ◆ ◆ ◆ ◆

'입동'이다. 겨울이 시작되었다. 하지만 11월은 아직 본격적으로 두꺼운 옷을 입기에는 이르다. 속옷을 겨울용으로 갈아입고 전체적으로는 얇은 옷을 입도록 하자. 추울 때는 머플러나 모자를 활용한다. 아침저녁으로 기온이 떨어질 경우가 있으므로 코트도 준비해 둔다.

추위에 대한 대책을 강화한다

◆ ◆ ◆ ◆ ◆ ◆

추위에 맞춰 점차 옷을 껴입도록 하자. 브래지어 위에 캐미솔, 칠부(조금 짧음)나 긴소매의 속옷, 스웨터, 셔츠, 오리털조끼, 오리털재킷 등. 얇은 조끼나 재킷만 입어도 체감 온도는 상승한다.

◆ ◆ ◆ ◆ ◆ ◆ ◆ ◆ ◆ ◆ ◆

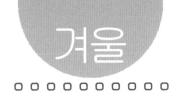

스팀 타월로 간단하게
'신'을 보한다

:보신의 기본은 따뜻하게 하는 것

겨울의 양생에서 가장 중요한 것은 보신(補腎)이다. 보신이란 오장의 하나인 '신'(腎)의 기운을 보충하는 것이다. 신은 타고난 생명력이 머무는 곳으로 생명력 그 자체라 해도 과언이 아니다. 또한 **신은 차면 기능이 떨어지고 따뜻하면 기운이 충전된다.** 다시 말해 보신의 기본은 따뜻하게 하는 것이다. 신체 부위 중에서는 허리를 따뜻하게 하는 것이 중요하다.

이때 스팀 타월을 적절하게 사용하자. 등으로 손을 뻗어 갈비뼈가 끝나는 정도의 높이가 기준이다. 그곳에 **'신유'(腎俞)라는 혈자리**(허리의 가장 가는 곳. 척추에서 손가락 두 개 너비만큼 바깥 쪽)가 있으며 그 밑에 신장이 있다. 이곳을 따뜻하게 하면 바로 '신'이 따뜻해지고 신의 기운이 보강된다. 뜸도 효과가 있지만 등은 자신이 볼 수 없으므로 스팀 타월이 안전하다.

스팀 타월을 이용한 '보신' 방법

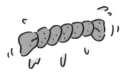

1 타월을 물에 적셔 잘 짜준다.

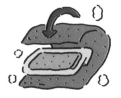

4 마른 타월로 스팀 타월을 비닐째 감싼다.

2 적당한 크기로 접은 뒤 빠져 나오지 않도록 투명 비닐에 잘 넣는다. 비닐이 얇으면 타월과 밀착감이 뛰어나고 몸에 닿는 느낌도 좋다.

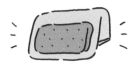

3 전자레인지를 이용해 따뜻하게 데운다. 타월이 1장이면 2분, 2장이라면 3분 정도.

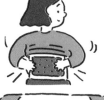

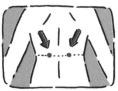

5 신유혈 자리에 스팀타월을 댄다.

※신유혈은 허리가 가장 잘록한 부분. 중심(척추)에서 손가락 두 개 너비만큼 떨어진 곳이다.

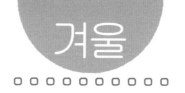

겨울

○ ○ ○ ○ ○ ○ ○ ○ ○ ○ ○

겨울 나름의 수면 다이어트
:수면에는 많은 에너지가 소비

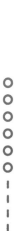

겨울의 기본은 '일찍 자고 늦게 일어나는 것'이므로 **밤 9시에는 이부자리 속으로 들어갈 수 있게** 노력한다. 늦어도 밤 10시에는 잠이 들도록 하자. 아침 **기상 시간은 7시경**, 충분히 수면을 취하여 추위로 인한 소모에 대비한다.

무리한 다이어트는 절대 삼가야 하지만, 충분히 자는 것만으로도 살을 뺄 수 있는 계절이 바로 겨울이다.

수면에는 많은 에너지가 소비된다. 긴 시간 잠을 잔다는 것은 먹고 마시지 않는 동시에 에너지를 사용하는 시간이 증가한다는 뜻이다. 나아가 **겨울은 추위 때문에 기초대사가 올라**가므로 겨울 이외의 계절과 동일한 양의 음식을 섭취하면 살이 빠진다. 게다가 체력과 기력을 잘 유지하며 건강하게 생활할 수 있으므로 혹독한 겨울 환경에서도 활력이 솟고 몸을 연소시킬 수도 있다.

따뜻한 수면을 취하기 위해

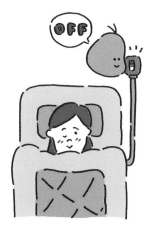

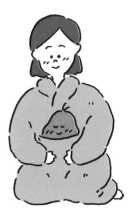

잘 때 전기 매트는 끈다

이불이 차면 잠이 달아나므로 취침 전 1시간에서 30분 정도에 전기매트의 전원을 켜서 이불을 따뜻하게 해 둔다. 그리고 잘 때는 전원을 끈다. 밤새 켜두면 땀을 흘려 체온의 조절 기능이 손상될뿐더러 깊이 잠들지도 못한다.

잠옷으로 따뜻함을 UP

입는 담요는 무릎까지 충분히 덮는 타입, 무릎 정도 길이의 타입, 소매 없이 목을 따뜻하게 하는 타입 등 종류가 다양하다. 소재로는 플란넬, 폴리에스테르, 오가닉 코튼100% 등 자신이 쾌적하게 잘 수 있는 디자인과 소재를 골라 활용하자.

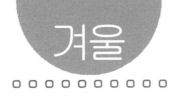
잠자리에 없어서는 안 될 보온물주머니

:냉증은 우선 손발에서 나타난다

보온물주머니는 '보온'을 위한 훌륭한 지혜다. 뜨거운 물을 담기만 하면 하룻밤을 따뜻하게 보낼 수 있다. 보온물주머니의 효과적인 사용법은 배나 엉덩이, 넓적다리 앞쪽 등 몸통과 가까운 부위를 따뜻하게 하는 것이다. 냉증은 우선 손발에서 나타난다. 추위를 느끼면 몸은 우선 몸통을 따뜻하게 하여 체온을 이용하므로 손발의 혈류가 적어진다. 따라서 **몸통을 따뜻하게 하면 결과적으로 손발도 따뜻해지는 것**이다.

조금 뜨겁게 느껴지면 보온물주머니를 몸에서 떼어 놓는다. 그래도 덥다고 느껴지면 이불 밖으로 내놓는다. 앉아서 사용할 경우에도 이와 마찬가지로 보온물주머니를 몸에서 멀리 놓는다. 땀을 흘리면 손해이므로, 땀을 흘리기 전에 멀리 두도록 한다.

보온물주머니는 재질에 따라 특징이 다르다

물주머니의 재질은 다양하며 각각 장점과 단점이 있다. 특징을 이해하고 사용하기 편한 것을 선택하자. 특히 저온 화상에 주의해야 한다. 수온 표시가 있는 것은 기준이 되어 편리하다.

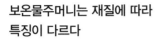

재질에 따른 보온물주머니의 특징

	장점	단점
블리크(주석 도금) 제품	가격이 싸다, 열전도가 좋다, 스토브로 가열이 가능하다	무겁다, 화상의 우려가 있다, 녹이 슨다
순동 제품	열전도율이 가장 좋다, 보온력이 뛰어나다, 살균 작용을 한다	화상의 우려가 있다, 무겁다, 녹이 슨다, 비싸다
고무 제품	부드러운 감각, 녹슬지 않는다, 손질 간단, 화상의 우려가 적다, 물 넣기가 간단하다, 이동이 편하다	보온 효과가 약하다(차가워지기 쉬운 소재), 내열본도가 70℃ 이하, 용량이 적다
플라스틱 제품	싸다, 부식의 우려가 없다, 화상의 우려가 적다	보온 효과가 약하다

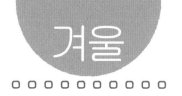
ㅇㅇㅇㅇㅇㅇㅇㅇㅇㅇ

고기를 먹자
:사슴고기야말로 최고의 자양식

겨울 추위를 이겨내려면 에너지가 필요하므로 단백질을 충분히 보충해야 한다. 그래서 이 계절에는 고기를 먹는 것이 양생이 된다. 일반적으로 식탁에 올리는 소고기, 돼지고기, 닭고기도 좋지만, 자양을 위해서는 양고기, 오리고기, 거위고기, 말고기, 사슴고기가 좋다.

좀처럼 쉽게 접할 수 없는 음식이지만 **여성에게 추천하고 싶은 것이 사슴고기**로, 사슴은 남성에게 뿔(한방에서 녹용이라 하여 강장, 강정에 효력)을 여성은 고기를 섭취하는 것이 좋다. 사슴은 콩을 주식으로 하므로 **'사슴을 먹으면 콩에서 얻는 단백질도 섭취할 수 있다'**고 여겼다. 고기와 콩 두 가지의 에너지를 섭취할 수 있는 사슴고기야말로 최고의 자양식이다. 사슴고기는 와인 등을 넣고 스튜(stew)로 끓이면 맛있다.

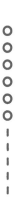

○ 지비에(gibier) 요리에 안테나를 맞춰보자 ○

들과 산을 뛰어다니며 야생의 기운으로 가득한 야생의 고기는 영양 만점의 겨울 성찬이다. 왜 겨울 한정인가 하면 일본에서는 수렵이 11월에 풀렸다가 1~3월에 다시 금지되는 짐승이 많기 때문이다.

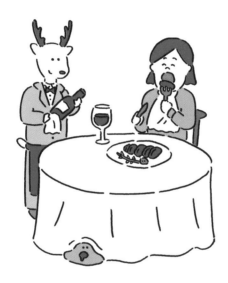

지비에란 사냥으로 잡은 야생 동물의 고기를 의미하는 프랑스어. 유럽에서는 오래전부터 귀족의 전통 요리로 사랑받아 왔다. 그리고 지비에를 이용한 요리는 자신의 영토에서 사냥할 수 있는 상류 계급의 귀족만이 먹을 수 있는 귀한 것이었다. 사냥을 할 수 있는 지역이나 그 부근에 가보면 지비에 요리를 파는 레스토랑이나 술집을 볼 수 있다. 휴게소에서도 해수 구제용으로 잡은 짐승의 고기를 판매하는 경우도 있다. 타이밍 좋게 만나면 꼭 먹어보길 바란다. 겨울의 약한 몸이 되살아난다.

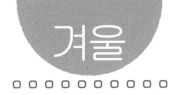

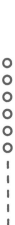

겨울

○ ○ ○ ○ ○ ○ ○ ○ ○ ○ ○

귤로 비타민 보충

:모세혈관을 확장시켜 혈행을 촉진

겨울 양생에 비타민 보충은 빠질 수 없는 요소인데, 손쉬운 방법은 귤을 먹는 것이다. 11월에 출하를 시작해 1월경까지 나오므로 겨울 내내 먹을 수 있다는 강점이 있다.

귤의 껍질은 1년 이상 건조시킨 것을 '진피'(陳皮), 최근의 것을 '신피'(新皮)라 하여 한방에서 약으로도 사용한다. 무농약 귤을 구입하면 서둘러 알맹이를 먹고 껍질은 중국차에 함께 넣어 마시자. 신피는 진피보다는 영양이 적지만 껍질에는 방향 성분인 리모넨(limonene)과 테르피넨(terpinene) 등을 주성분으로 한 정유(essential oil)가 포함되어 있어 뜨거운 물에 넣으면 이 정유가 녹아나온다. 이것을 마시면 모세혈관을 확장시켜 혈행을 촉진하고 냉증이나 어깨 결림 등의 증상을 완화시킨다. 진피는 폴리페놀의 종류와 함량이 많아지기 때문에 혈행 개선에 한층 더 효과를 발휘한다.

○ 작은 귤을 많이 먹는다 ○

동양의학에서는 작은 열매에는 기운이 응축되어 있다고 여기므로 크기가 작은 귤을 권장한다. 작은 사이즈라면 10개 정도 먹었을 때 200㎉ 정도가 된다. 한두 개 정도를 먹고 싶더라도 크기가 작은 것을 먹는 것이 좋다.

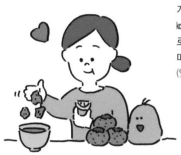

귤의 칼로리는 온주귤(溫州橘)이라면 한 개 당(가식부를 100g으로 하여) 45~46 ㎉ 정도다. 가식부란 껍질을 벗기고 실제로 먹을 수 있는 부분을 말한다. 크기에 따라 의외로 칼로리의 차가 크다.
(일본 문부과학성 식품데이터베이스로부터)

● 귤(온주귤) 한 개 당 칼로리

크기	중량(껍질째)	중량(가식부)	칼로리
소(S)	약60g	약45g	20㎉
중(M)	약100g	약75g	34㎉
대(L)	약160g	약120g	54㎉
특대(LL)	약200g	약150g	68㎉

(가식부 100g당 45㎉로 계산)

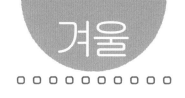

겨울

○ ○ ○ ○ ○ ○ ○ ○ ○ ○ ○

요통, 어깨와 목이 뭉치는 증상에 타월 체조

:몸속의 피도 끈적끈적

겨울철 거리를 지나는 사람들의 모습을 떠올려 보자. 대부분 코트 깃을 세우고 등을 웅크린 채 종종 걸음으로 걷고 있을 것이다. 추울 때 고양이 등을 하고 종종걸음을 걷게 되는 것은 자연스러운 일로, 아무래도 몸 전체의 움직임이 작아지게 된다. 추위에 대항하려면 몸을 작게 움직이는 편이 열 발산도 적고 효율적이기 때문이다. 그런데 이렇게 하면 요통, 어깨나 목의 결림 증상이 나타나는 것은 시간문제다. 타월을 이용해 이런 증상들을 예방하고 개선하는 체조를 하자.

겨울에는 피부가 건조하고 근육의 움직임도 악화되며 몸속의 피도 끈적끈적해진다. 그래서 혈행(血行)을 촉진시키기 위한 체조는 필수적이다. 타월을 이용한 체조라면 어깨 주변과 몸을 좌우 연동시켜 움직일 수가 있다. 또한 이상적인 자세를 편하게 할 수 있다.

○
○
○
○
○
○
○
○
|
|
|
|
|

타월 체조 방법

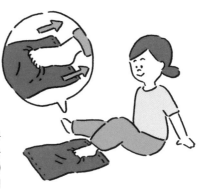

요통대책

발가락과 발바닥의 근육을 부드럽게

발가락과 발바닥이 유연하면 요통뿐 아니라 무릎과 발목 통증을 예방하는 데 좋다. 수건을 깔고 그 끝에 발(맨발)을 얹는다. 발가락을 달팽이처럼 움직여 타월을 몸 쪽으로 끌어당긴다. 반복하여 타월을 끝까지 끌어당긴다. 처음에는 카펫 위보다 마룻바닥에서 하는 편이 매끄러워 쉽게 할 수 있다.

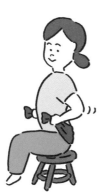

요통대책

골반을 세운다

타월을 허리에 감고 양손으로 타월을 앞으로 당긴다. 골반이 수직보다 조금 앞으로 나가게 당긴다. 이 상태를 유지하며 심호흡을 계속한다. 척추의 S곡선이 만들어지면 머리의 무게를 분산시킬 수 있어 어깨와 목의 결림도 개선할 수 있다.

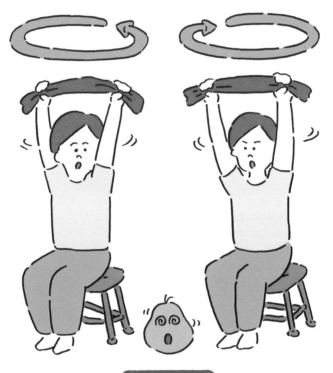

어깨와 팔을 돌린다

양손으로 타월을 잡고 손을 위로 뻗어 팔꿈치를 편다. 우선 어깨와 팔을 오른쪽으로 돌린다. 5회 반복한 뒤에 왼쪽으로 돌린다. 견갑골이 움직이는 것을 의식하며 머리보다 조금 뒤쪽에서 팔을 돌리도록 한다. 돌리는 동안에도 팔꿈치는 곧게 편다.

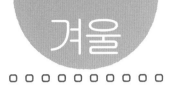

겨울

○ ○ ○ ○ ○ ○ ○ ○ ○ ○ ○

족욕으로 호르몬 분비와 숙면을

:족욕할 때 한약을 넣으면 효과가 상승

겨울은 '폐장'(閉藏)이라 하여 기혈은 깊이 숨고 근육은 굳어버린다. 이때는 족욕을 추천한다. 족욕은 입욕보다 긴 시간이 가능하므로 발 부위부터 천천히 기혈을 순환시킬 수 있다. 족욕 시간은 10분 정도를 기준으로 하자. 온몸의 혈행이 좋아지는 것을 느낄 수 있을 것이다.

족욕을 할 때는 잠자리에 들기 2시간 전을 추천한다. 기혈의 순환이 활성화되면 직후에는 잠들기 어렵기 때문이다. 족욕 후 2시간이 지나면 순환된 기운이 가라앉고 기분 좋은 휴식 모드로 전환된다. 그리고 원기와 체내 수분, 호르몬 분비가 조정된다.

이 계절, 여성은 생리일이 당겨지거나 늦춰지고 통증을 느끼는 등 여성호르몬의 불안정한 분비를 느낄지 모르겠다. 족욕을 통해 숙면을 하여 몸을 다스리자.

◆ ◆ ◆ ◆ ◆ ◆ ◆ ◆ ◆ ◆ ◆

○ ○ ○ ○ ○ ○ ○ ○ ○ ○ ○ ○

◖ 족욕 후 발의 혈자리를 눌러준다 ◗

발바닥에는 오장육부와 연결된 혈자리가 분포되어 있으므로 족욕 후, 발의
혈자리를 눌러주자. 아픈 곳(혈자리)을 누르거나 발바닥 전체를 주물러 보자.
번거롭게 느껴지는 사람은 족욕기를 사용해 보자.

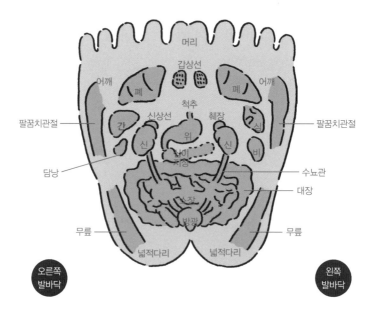

족욕할 때 꽃과 아로마, 한약을 넣으면
효과가 상승한다. 중국에서는 족욕용
한약도 팔고 있는데 일본에서는 좀처럼
구입하기 어렵다. 그래서 이른바 족욕
이 아닌 입욕용 제품을 넣는 것도 하나
의 방법이다. (족욕이므로 입욕에 비하
면 소량으로도 충분하다.) 약욕의 문화
는 독일에도 있어 독일의 아로마계 입
욕제도 좋겠다. 좋은 향은 뇌에도 좋은
자극을 준다.

발의 둘째 발가락의 바닥 쪽 한가운데를 지워지는 검은색 펜 등으로 표시를 한다. 발가락을 발바닥 쪽으로 접어 표시가 묻어 난 곳이 '이(裏)내정혈(內庭穴)'이 된다.

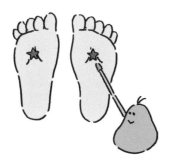

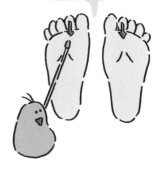

용천혈을 눌러 숙면을

◆◆◆◆◆◆◆

발바닥의 한 가운데에 있는 혈자리, 용천혈(장심의 조금 위)을 누르면 '신'(腎)이 건강해진다. 이름 그대로 기력이 샘처럼 솟는 혈자리이다. '신' 은 생명력의 근원. 몸이 따뜻해지므로 잠을 잘 자게 되고 불면증 해소로 이어진다. 등과 다리의 피로 회복 혹은 몸이 약한 사람에게도 추천한다.

이(裏)내정혈을 눌러 여성호르몬의 안정화를

◆◆◆◆◆◆◆

위경(胃經)의 혈자리인 '내정혈'(內庭 穴)의 바로 맞은편에 있어 이(裏)내 정혈이란 이름이 붙었다. 이 혈자리에 강한 자극을 주면 여성호르몬의 안정과 입덧 해소뿐만 아니라 식욕을 조절하고 다이어트헐 효과가 있다. 생리불순이나 불임인 사람에게도 추천하는 혈자리이다. 또한 머리가 맑아지고 기억력을 활성화할 수 있다.

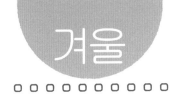

겨울

○ ○ ○ ○ ○ ○ ○ ○ ○ ○ ○

생각은 '태양'을 향해
:태양은 절대적인 양이다

겨울은 일조 시간이 짧고 밤이 길어 **양(陽)의 기운이 약하고 음(陰)의 기운은 강하다. 때문에 추운 겨울밤 홀로 생각하다 보면 부정적 사고로 흘러 '우울'해 지기 쉽다.** 그래서 겨울은 낮 동안에 태양을 향해 앉아 생각하거나 사고하는 시간을 가질 필요가 있다. 태양을 올려다보면 시점이 높아져 가슴 띄는 기획이나 발상이 떠오르기 쉬워진다. 낮 동안 떠올렸던 적극적인 발상을 밤 시간에 여유를 가지고 진전시켜 나가는 것이다.

'군자남면'(君子·南面)이란 말이 있다. 예로부터 북을 등지고 남쪽이 보이도록 앉는 것이 높은 지위의 인간, 혹은 신분이 높은 사람이 앉는 위치였다. 이것은 북쪽에 앉아 남을 향하는 다시 말해 **태양을 향해 앉아 사물을 판단하는 것이 가장 좋은 판단을 할 수 있기** 때문이다.

◯ 남향으로 앉아 있는지 체크 ◯

기분이 우울할 때나 중요한 결단을 할 때는 방의 중앙에서 방위를 확인한 뒤 북을 등에 지고 남쪽을 향해 앉는다. (컴퍼스로 180도 방향을 확인해도 좋다.) 좋은 발상이 떠오를 것이다.

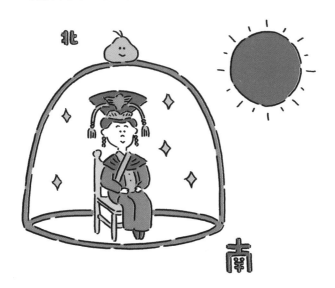

동양사상은 음양이원론(陰陽二元論)을 근본으로 하고 있다. 태양은 절대적인 '양'(陽)이며 양을 강하게 보충하고 싶을 때는 태양이 가장 중요한 요소다. 결정력이나 일을 추진해 가는 힘은 양이므로 군자는 항상 이 힘을 보충하여야 한다. 그러면 태양의 영향이 적은 '북'이

왜 격이 높은 방위일까? 그것은 어둡고 조용한 장소야말로 사물이 침착하고 안정된 힘을 기(氣)를 수 있는 곳이기 때문이다. 예로부터 본처에게는 북의 방위를 주었다. 북을 제어하고 남쪽을 향하는 것이야 말로 사물을 통솔하는 기본인 것이다.

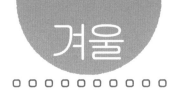

겨울

○○○○○○○○○○○

회식이나 외출 대책으로
혈자리를 누른다

:구토 예방에는 내관혈

대부분 12월과 1월은 송년회, 크리스마스, 신년회, 설 등의 이벤트가 이어진다. 이런 때에 도움이 되는 의욕이 솟고 술에 강하며 구취도 예방할 수 있는 혈자리를 소개하겠다.

우선 쾌락과 관계 깊은 장부인 '심포'(心包)의 힘을 빌리자. **심포는 오장에 이은 여섯 번째 장기로, 오장의 '심'에 준하지만** 심장을 감싸는 막, 주머니라 한다. 실체가 없거나 가슴샘[胸線; 흉선]이 아닐까 하는 설도 있다. '심'과 마찬가지로 양(陽)의 기운이 넘치며 특히 심포가 활성화되는 저녁 7시에서 밤 9시에 심포의 기운이 흐르는 혈자리를 누르면 효과가 뛰어나다.

심포의 기운이 흐르는 혈자리 중에서도 몸 전체를 활성화하고 의욕을 돋우는 혈자리는 '천지혈'(天池穴), 구토 예방에는 '내관혈'(內關穴), 구취 예방에는 '대릉혈'(大陵穴)이 있다.

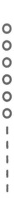

각각, 가볍게 1~3분 정
도를 누르거나 문지르기
만 하면 된다. 간단히 할
수 있다.

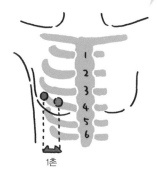

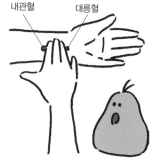

내관혈　　대릉혈

1촌

의욕 상승에는 천지혈
온몸을 활성화

◆ ◆ ◆ ◆ ◆ ◆ ◆

의욕을 상승시키는 혈자리가 바로
천지혈이다. 유두 바깥쪽으로 1촌(엄
지손가락의 가로 너비) 떨어진 곳에
있는 혈자리다. 양쪽을 동시에 1~3
분 정도 부드럽게 눌러준다. 전신이
활성화되어 의욕이 상승한다. 바쁜
연말연시를 잘 극복할 수 있을 것이
다.

구토와 멀미에는 내관혈
구취 예방에 대릉혈

◆ ◆ ◆ ◆ ◆ ◆ ◆

대릉혈은 손목 주름의 한가운데에
있으며, 그곳에서 손가락 세 개 너비
만큼 떨어진 곳에 내관혈이 있다. 손
목 주름 중앙에서 2촌 올라간 곳이
다. 어느 혈자리든 여성은 오른쪽을
먼저, 왼쪽을 나중에 자극한다.

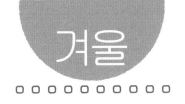

겨울

○ ○ ○ ○ ○ ○ ○ ○ ○ ○ ○

냉증은 익힌 생강으로
내부에서부터 따뜻하게 한다
: 면역력을 높여주며 백혈구의 증가

중국에서는 기원전 500년경부터 생강에 대한 효능을 알고 이용해 왔다고 한다. 생강의 주성분은 진저롤(gingerol: 매운맛을 내는 성분)이지만, 몸을 따뜻하게 해주는 쇼가올(shogaol: 생강의 매운맛 성분) 쪽이 더 잘 알려져 있다. 생(生) 생강은 쇼가올을 거의 함유하고 있지 않다. **가열과 건조 과정을 거치면서 진저롤의 일부가 열을 내는 성분인 쇼가올로 변하는 것**이다. 열을 만들어내는 생강의 힘은 매우 오래 가는데 **일설에 따르면, 보온 효과가 약 3~4주간 지속된다고도 한다.** 요리에 넣어도 좋고 생강차로 해서 마셔도 좋다. 한편 진저롤에는 면역력을 높여주며 백혈구의 증가에도 효과가 있는 것으로 보고되었다.

덧붙이자면, 생(生) 생강은 체내 열을 손과 발로 운반, 몸의 열이 내려 여름에 추천하는 식품이다.

○ 매실생강차로 건강하게 ○

매실생강차란, 차에 말린 매실장아찌와 생강, 간장을 넣어 마시는 차이다. 일본에 오래전부터 있는 건강차로 몸이 안 좋을 때나 피곤할 때 마시면 자기치유력이 올라가 몸이 따뜻해진다. 위장을 다스리고 임부의 입덧을 완화한다.

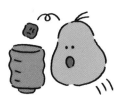

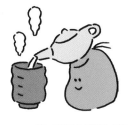

1 매실장아찌(씨앗은 기호에 따라 제거한다) 한 개를 따뜻한 물에 넣는다.

3 뜨거운 차(8월에 채취한 차)를 붓고 ②와 잘 섞는다.

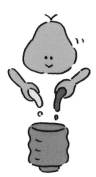

뜨거울 때 마신다. 아침에 일어나 제일 먼저 마시는 것도 좋은 건강법이다.

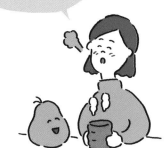

2 생강즙과 간장(생간장을 추천)을 각각 작은 1스푼씩 넣고 ①과 잘 섞는다.

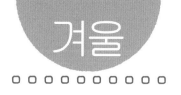

동지는 여유 있게 보낸다
:낮이 가장 짧은 이 날은 음이 최고조

동지(冬至; 12월 22일)에 일을 쉬고 유자탕에 들어가 호박을 먹으며 조용히 보내는 것을 양생의 지혜로 여겼다. 현대에는 일은 쉴 수 없지만, 유자탕에 들어가 여유 있는 시간을 보내보자. **'동지에 일양(一陽)이 생긴다'라고 하였다. 다시 말해 1년 중에 낮이 가장 짧은 이 날은 음(陰)이 최고조에 달함과 동시에 새로운 1년의 양(陽)의 기운이 발생하는 기점이 되는 날이다.** 이로부터 하루하루 낮이 길어지며 '봄'의 카운트다운이 시작된다. 반면 동지는 겨울 추위의 절정이 시작되는 시기로, 가장 추운 계절이 온 것에 몸과 마음을 다잡아 더욱 양생을 하며 봄을 준비한다. 허약한 체질이나 생리불순, 생리통이 심한 사람, 아토피성 피부염이나 꽃가루 알레르기 등의 알레르기 체질인 사람은 슬슬 몸이 '봄'을 의식할 수 있게 봄 파트에서 소개한 '장미차'를 마시기 시작하는 것이 좋겠다.

소화기증상 · 심장병 · 협심안정

떡의 효용을 알고 가려움을 다스린다

:기온이 가장 낮아진다

예로부터 떡의 단맛에는 '자양강장, 진통, 해독작용'이 있다고 전해져 왔다. 떡을 먹는 정월(1월)은 1년 중 기온이 가장 낮아진다. 몸이 약한 사람은 영양 흡수가 잘되고 포만감을 주는 떡을 먹는다. 몸도 따뜻해진다. 한편 겨울에는 왠지 몸이 가렵거나 두드러기가 생기는 사람이 늘어난다. 가려움의 주요 원인은 '습열'과 '건조'. 몸의 수분 배출이 악화되어 열이 고이고 피부를 촉촉하게 하는 힘이 부족해지는 것이다. 가려움이 느껴지면 열을 만드는 음식을 많이 섭취하고 있는 것이므로 떡을 삼가고 가려움이 없어지면 조금씩 먹도록 하자.

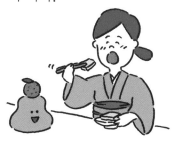

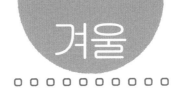

겨울

○ ○ ○ ○ ○ ○ ○ ○ ○ ○ ○

대한에 육식에서 채소 중심의 식단으로

:슬슬 몸이 비명을 지르기 시작할 때

대한(大寒; 1월 20일경~2월 3일경)이 되면 겨울도 마지막 절기로 접어든다. 추운 겨울은 자양을 위해 고기 등의 고단백 식품을 먹는 경향이 있다. 몸을 따뜻하게 하는 데는 좋지만 **과도한 고단백 식사는 간(肝)과 신장 그리고 대뇌에 큰 부담을 준다.** 슬슬 몸이 비명을 지르기 시작해, 봄을 맞을 즈음 위장의 이상을 호소하는 사람이 나온다. 등과 명치 주변에 통증을 느끼는 경우도 있다. 고혈압, 뇌졸중, 협심증, 심근경색의 경험이나 자각 증상이 있는 사람은 특히 주의를 하자.

이 시기는 채소 중심의 부담 없는 식사를 추천한다. 약초죽의 하나인 칠초(七草)죽도 1월 7일뿐 아니라 평소에 즐겨 먹는 것은 어떨까? 기장, 납작보리, 통보리, 적미, 흑미 등 곡류를 먹는 것도 좋은데 이때는 잡곡죽을 먹거나 충분히 씹어 영양을 부드럽게 흡수할 수 있도록 주의하자.

○ '칠초'(七草)(1월 7일)는 새해 첫 오절구 ○

병 없이 건강함을 기원하는 날이다. 식물로써의 일곱 가지 나물은 과식으로
지친 위장을 자양한다. 칠초죽도 좋지만 각각의 효능을 고려해 한 종류 혹은
여러 개를 조합하여 나물로 먹는 것도 좋다.

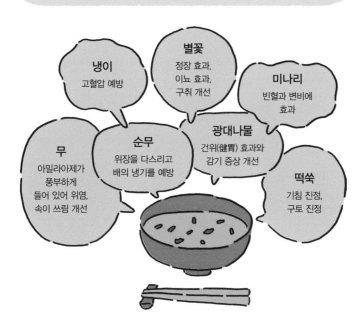

냉이
고혈압 예방

별꽃
정장 효과,
이뇨 효과,
구취 개선

미나리
빈혈과 변비에
효과

무
아밀라아제가
풍부하게
들어 있어 위염,
속이 쓰림 개선

순무
위장을 다스리고
배의 냉기를 예방

광대나물
건위(健胃) 효과와
감기 증상 개선

떡쑥
기침 진정,
구토 진정

대한에 제철 잎채소라면 소송채와 경수채(일본의 특수 채소)가 있다. 소송채는 비타민C, 철분, 칼슘이 풍부하고 시금치 이상의 영양가가 있다. 경수채도 칼슘과 비타민이 풍부, 가격도 싸고 겨울철 든든한 지원군이다. 겨울이므로 소송채도 경수채도 익혀서 먹기를 기본으로 한다. 특히 경수채는 찌개 등에 넣어 먹으면 좋다. 샐러드는 삼가도록 하자. 1년 중 가장 추울 때이므로 잎채소가 적고 뿌리채소와 감자류가 중심이 된다. 잎채소가 적은 만큼 과거에는 칠초(1월 7일에 먹는 일본의 채소)나 산나물 등을 비타민과 미네랄 보충을 위한 식재로 먹어왔다.

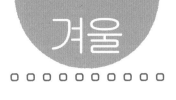

콩을 먹어 여성호르몬을 보충

:콩은 밭에서 나는 고기

계절이 겨울에서 봄으로 바뀌는 1년의 마지막 날(2월 3일)이 절분(節分)이다. 절분에 등장하는 음식은 각 지역 풍습이 다르지만, 가볍게 영양을 보충할 수 있는 동시에 여성의 든든한 지원군이라 할 수 있는 볶은 콩이다.

대두에 함유되어 있는 이소플라본((isoflavone)은 여성호르몬인 에스트로겐과 구조가 유사하여 비슷한 기능을 한다. **에스트로겐은 생리나 임신을 관장하며 머리카락과 피부를 윤기 있게 하고 혈관을 유연하게 하며 뼈를 튼튼하게 한다.** 하지만 나이를 먹어가면서 이 에스트로겐이 감소, 여성호르몬의 분비는 30대 후반에서 40대에 걸쳐 심하게 증감을 반복하면서 줄어간다. 정신적으로 불안정한 이 시기를 일반적으로 갱년기라 하는데 최근에는 '완경 이행기'라고도 부른다. 이 시기에 콩을 먹는 것은 자율신경의 안정에도 도움이 된다.

◘ 고단백질 콩으로 양생한다 ◘

콩에는 이소플라본 이외에도 중요한 영양소가 함유되어 있는데 바로 단백질
이다. 콩은 '밭에서 나는 고기'라 할 만큼 고등어나 전갱이, 돼지고기, 닭고기
와 같은 레벨. 익혀도 영양 손실이 적다는 이점이 있다.

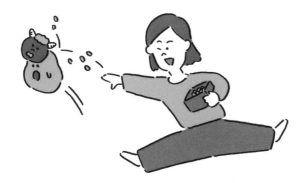

원래 절분이란 '계절을 나눈다'는 의미
이기도 하며, 봄 여름 가을 겨울 각각의
계절이 시작되는 날(입춘, 입하, 입추,
입동)의 전날을 가리킨다. 특히 1년의
시작인 입춘(2월 4일경) 전 날을 가리키
게 되어 지금은 콩뿌리기날(2월 3일)로
정착되었다.

절분에는 '나이 수만큼 콩을 먹어 액을

막는다'는 풍습이 있다. 나이 수만큼 양
생하려는 지혜이다. 콩은 100g당 33g
의 단백질을 지니고 있으므로 체중 60
kg인 사람이라면 200g 정도면 하루에
필요한 단백질을 섭취할 수 있다. 절분
날뿐 아니라 2월 한 달은 이따금 볶은
콩을 먹어도 좋을 것이다.

제5장

1년의 양생

이 장에서는 1년 중 언제라도 실천할 수 있는
양생법을 소개한다.
건강해지는 요령이라 할 수 있으며,
여성이라면 누구나 활용할 수 있는 것을
기본으로 한다.

몸의 변화가 생겼을 때
마음의 변화를 원할 때, 이상 증상이 걱정될 때,
이상인지 아닌지 알 수 없는 몸을 체크하고 싶을 때
지금의 건강한 힘을 계속 유지하고 싶을 때
마음에 든 것, 눈길이 머문 것부터 읽고
자유롭게 시도해 보자.
그리고 효과를 느꼈다면 꼭 지속해 나가자.
작은 변화라도 쌓아나가다 보면
여러분 미래의 마음과 몸을
다듬어 나갈 수 있게 될 것이다.

● 멘탈편

오감을 이용해 정신 균형을 맞춘다

:다섯 가지로 나뉘어 오장에 담겼다

동양의학에서 정신 활동은 '오신'(五神)에 의한다고 생각했다. 오신은 하늘[天; 기후, 태양]에서 주어진 '덕'(德)과 대지로부터 받은 '기'(氣)가 서로 합하여 '신기'(神氣: 생명 활동을 관장하는 기운)가 된다. 신기는 혼(魂)=간(肝), 신(神)=심(心), 의(意)=비(脾), 백(魄)=폐(肺), 지(志)=신(腎), 다섯 가지로 나뉘어 오장에 담겼다.

그중에서 '혼'과 '백'의 관계는 추에 비유할 수 있다. 추가 리듬감 있게 움직일 때는 정신적으로 균형을 잘 이룰 때이고, 추의 움직임이 정체되어 어느 쪽인가로 치우치게 되면 몸과 마음 중 어느 한쪽 혹 양쪽 모두에 이상이 생긴다. 이때 조금 강한 자극을 주어 추를 움직일 필요가 있다. 혼자서 간단히 할 수 있는 자극으로 시각, 청각, 후각, 미각, 촉각의 '오감'(五感)을 이용하는 방법이다. 오감이 즐거우면 몸은 좋은 리듬을 타기 시작한다.

�‿ 오신(五神) 각각의 역할 ◠

지각과 정신 활동의 중추인 '신'(神)은 오신의 가장 위에 있다. 감정, 표정, 근육의 움직임, 심장의 박동과 호흡 등 몸의 기본적인 부분을 지배한다. '혼'은 '신'을 따라 의식 부분을 담당하고 있다.

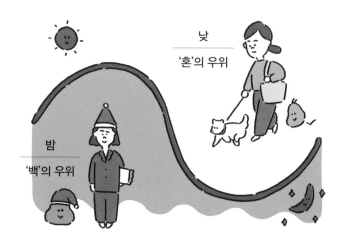

낮
'혼'의 우위

밤
'백'의 우위

잠을 자는 동안은 '신'의 지배가 약해지면 꿈과 환각을 본다. '백'은 본능적으로 동물적인 부분을 맡고 있다. '의'는 '신'을 단순히 기억하며, 결정에 이르지 못하고 고려하고 있는 부분을 관장하며 '지'는 결정 사항을 추진하는 힘을 담당한다.

'혼'은 교감신경과 '백'은 부교감신경과 관련이 깊어 전자는 '활동, 흥분, 공격,

긴장'을, 후자는 '휴식, 릴렉스, 수면'을 부른다. 이 두 개가 길항적으로 상반된 효과를 미침으로써 심신의 균형을 유지하고 있는 것이다. '혼'은 낮에 '백'은 밤에 우위가 된다. 때문에 밤에 충분히 수면을 취하지 못하면 이 균형이 깨져 현기증이나 불면, 일어날 때 어지러움 등 자율신경의 문제를 안게 된다.

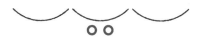

● 멘탈편

오감을 기분 좋게 채운다

:고민이 줄고 스트레스를 줄일 수 있다

오감이란 시각, 청각, 후각, 미각, 촉각을 말한다. 여러분은 오감이 작동해 행복을 느끼는 경우가 있는가? 또 그것은 언제인가? 예컨대, 저자의 경우는 다음과 같이 떠올린다.

'달'을 보며 멀리 있는 소중한 사람을 생각한다.

'새의 지저귐'에 계절을 느끼고, '꽃'의 향에 취한다.

'요리'를 맛보면 만든 사람의 생각이 전해져 온다.

'산들바람'에 자연의 숨결을 느낀다.

오감을 자극하면 '생각'이 아닌 정동(affects)이 강해져 느끼게 되고, 저절로 움직이게 된다. 이런 것이 릴렉스와 스트레스 해소로 이어지는 것이다.

◘ 오감으로 움직이면 스트레스가 줄어든다 ◘

오감을 이용해 일을 하면 고민이 줄고 스트레스를 줄일 수 있다. 생각하는 것이 아니라 느끼는 것이 중요하다. 요리도 생각해서 요리하기보다 느끼며 요리하는 편이 정신 안정으로 이어져 분명 맛있게 될 것이다.

시각(視覺)
소재의 색 변화로 가열의 정도를 판단한다. 불의 세기는 이 정도면 될까? 완성된 색은 이 정도면 될까?

청각(聽覺)
볶는 소리나 끓는 소리로 불을 조절하고 조리 진행 정도를 체크한다. 소리가 전혀 나지 않는다면 불이 꺼져있을 수 있다.

후각(嗅覺)
좋은 냄새가 난다면 간을 볼 타이밍이다. '고기나 생선이 다 구워졌어', '먹기 좋은 타이밍이야' 라는 사인이다.

미각(味覺)
간 보기는 한 번만. 조리의 맨 마지막에 확인한다. 부족한 것을 넣고 마치도록 하자. 간을 자주 보는 것은 금물.

촉각(觸覺)
소재를 만졌을 때부터 조리는 시작된다. 그 재료를 어떻게 변화시킬 것인가, 혹은 그대로 둘 것인가. 익힐 경우는 소재의 단단하기와 연한 정도가 불을 끌 때의 중요한 포인트가 된다.

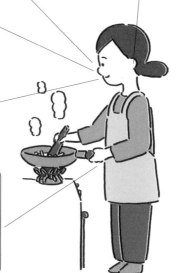

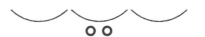

● 멘탈편

색으로 '시각'부터 자극한다

:파장의 길이 순으로 빨주노초파남보

시각은 대뇌의 활동의 약 80%를 담당한다. 다시 말해 인간은 시각에서 큰 영향을 받는 생물이라는 것이다. 또한 인간은 1만 가지의 색을 식별할 수 있다고 하는데, 예로부터 자연의 색을 베껴놓은 듯한 표현으로 색을 즐겨왔다. 예컨대 한마디로 '빨강' 이라 부르지만, 다양한 색이 있다. 친숙한 붉은색, 다홍색, 주홍색 외에도 암적색, 연분홍색, 해당화색 등 그 다양성은 책 한 권이 될 정도로 풍부하다.

색은 빛이며 파동이다. 태양 광선은 다양한 파장을 가진 빛의 집합체인데, 빛은 파장에 따라 색이 달라 파장의 길이 순으로 빨주노초파남보가 된다.

빛의 파동은 몸에 전해지므로 색은 몸에 영향을 미친다. 색을 자신이 보이는 곳에 두고 컨디션 조절에 도움이 되도록 하자.

○ 몸에 영향을 주는 색의 기운 ○

색은 몸에 많은 영향을 미치므로 좋아하는 그림이나 글씨 보는 것을 추천한다. 옷이나 화장 등 주변에 대한 영향 조성에 도움이 될 수 있다. 색의 힘을 표로 정리했으니 참고하길 바란다.

빨강	불의 힘. 타는 기운. 강한 에너지를 불러와 건강해진다. 안티에이징에도 꼭 필요한 색이다.	**보라**	파랑과 빨강이 섞인 기운. '나무'와 '불'의 양쪽 기운이 섞인 보라색은 예로부터 고귀한 색, 신성한 색으로 불렸다. 깊은 명상에도 효과가 있다고 한다.
주황	빨강과 노랑이 섞인 힘. 양기로 따뜻하다. 식욕을 증진하고 인간관계를 좋게 한다.	**하양**	'금'(金)의 기운. 수확을 나타낸다. 행복, 청순, 진실을 느끼게 한다.
노랑	'땅'의 기운. 파괴와 창조의 기운. 배변이 좋아진다. 희망이 생기고 지성에도 좋은 영향을 주기 때문에 아이들이 좋아하는 이유라고 한다. 주의를 환기시키는 색이기도 한다.	**검정**	'물'의 기운. 대지 깊은 곳에서 생명을 조용히 키우는 이미지. 중후함과 위엄을 느끼게 한다. 그늘의 기운이 강하므로 20대 정도는 괜찮지만, 35세를 넘어 검게 옷을 입는 것은 기운을 저하시키는 원인이 되기도 한다. 몸 상태에 맞춰 입자.
초록	노랑과 파랑이 섞인 기운. 초목 잎의 색으로, 치유와 성장을 나타내는 안정적인 색. 중간색은 자극이 적은 색이므로 변화를 추구할 때는 맞지 않는다.	**분홍**	분홍색은 엄마 자궁의 색으로, 경계심을 갖게 하지 않는 색이다. 연애나 여성스러움을 느끼게 한다. 연애 운을 높이고 싶은 사람은 적극적으로 사용하자. 하지만 단 것이 먹고 싶어지는 색이므로 다이어트를 원하는 사람은 주의하자.
파랑 (남)	'나무'의 기운. 무럭무럭 성장하는 힘. 집중력을 높이고 신뢰를 주는 색. 몸에는 진정과 억제의 효과가 있어 설사를 멈추는 효과가 있다고 한다.		

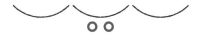

● 멘탈편

소리를 단절하고 '청각'을 단련하자

:진짜 자연의 소리에 귀를 기울이는 것

청각이라면 우선 음악을 꼽을 수 있다. 기분 좋은 음악은 사람에 따라 다르지만 자신이 좋아하는 곡을 좋아하는 음량으로 듣는 것이 좋다. 요즘은 자연의 소리를 CD로 듣는 것도 당연해졌다. 인공적인 소리를 단절하고 새나 곤충의 소리, 물소리 등 진짜 자연의 소리에 귀를 기울이는 것도 좋다. 의외의 소리가 들려올지도 모른다. 사고 밖에 있는 의외성도 정신에는 좋은 영향을 준다.

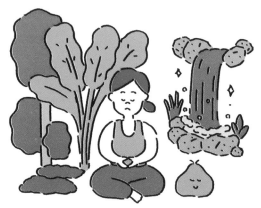

● 멘탈편

향에 몸은 순간적으로 반응한다

: 미량이라도 코에서 폐로 도달해 온몸

후각은 전달 속도가 0.2초 이하로, 다른 오감과는 달리 대뇌의 신피질(인간다움의 근거 기반)을 통하지 않고 고피질(대뇌 근연계)에 직접적으로 전달된다. 고피질은 양서류 이상에 있는 원시뇌로 본능을 관장한다. 때문에 **후각은 오감 중에서 가장 본능적인 감각**이다. 대뇌 근연계는 감정과 식욕, 기억 등을 담당하며 그 신호가 시상하부로 전해져 호르몬, 자율신경, 면역력에 영향을 미친다. 향은 그 성분 자체가 미량이라도 코에서 폐로 도달해 온몸으로 퍼져나간다. **향의 영향은 몸에 직접 전해지는 것**이다.

예전부터 '향'을 애용하여 향으로 마음의 위안을 얻었다. 태우는 것도 좋고 비누나 오일을 입욕에 사용해도 좋다. 자신의 좋아하는 향을 찾아보자.

● 멘탈편

'미각' 리셋으로 정신도 리셋

: 분노를 조절하기 힘들어진다

맛의 센서는 짜고 자극적인 것만 먹으면 둔감해져 기능이 악화된다. 더 짠맛, 더 자극적인 맛을 찾게 되는 것이다. 미각을 리셋하는 데는 음료가 효과적이다. 아무런 맛을 지니지 않은 것이 좋으므로 물이 가장 좋다. 미각을 단련하기 위해 평소에 물(백탕)을 마시기를 습관화하자. 물 이외에는 차를 마신다. 음식이 더 맛있게 느껴질 것이다.

자극적인 맛에 익숙해지면 '(감정적이 되어) 분노를 조절하기 힘들어진다'고 한다. **미각은 '혀'와 연결되므로 '심'(心)과 밀접한 관련이 있다.** 미각의 경향은 정신과 통하는 것이다. 미각의 리셋은 정신의 리셋이라 생각하고 물을 마시자.

● 멘탈편

접촉으로 신뢰와 안정감 생긴다

:피부를 자극하면 뇌는 자극을 받는다

촉각은 다른 오감과는 달리, 감각기가 온몸에 퍼져있다. 다시 말해 감각기가 피부에 있다는 말이다. 피부를 자극하면 뇌는 자극을 받는다. 건포마찰이 좋은 이유가 이 때문이다.

사람과의 접촉도 매우 좋다. 육아에서 '1일 1허그' 이상을 권하지만 좋아하는 사람, 신뢰하는 사람과의 피부 접촉은 정신을 안정시키는 가장 좋은 방법이라 할 수 있다. 말로는 전달되지 않는 것도 피부라는 감각기를 통해 말할 수 있는 것이다. 동물과의 접촉도 이에 해당된다.

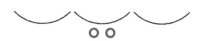

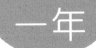

● 멘탈편

한 달에 한번은 완전 OFF의 날을 만든다

:자신을 리셋할 시간

사람들은 대부분 매일같이 일과 사생활로 무척 바쁜 시간을 보낸다. 그렇다면 한 달에 한번은 완전히 'OFF'인 날을 만들어 자신을 위한 시간으로 할애하자. 'OFF'인 날은 가능한 한 일정을 잡지 않고 여유 있게 보낸다. 일정이 있는 경우라도 행동을 자기 혼자서 조절할 수 있는 범위에서 하자. 자신을 리셋할 시간, 그것이 새로운 자신을 만들어 나가는 힘의 원천이 된다.

만성피로 기분전환

○ ○
○

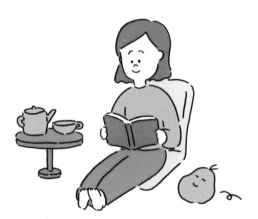

● 멘탈편

막막함을 느낀다면 평소와 다른 길로
:일상과 다른 행동을 해보자

　살다가 막막하다고 느껴진다면 여행을 떠나자. 일상에서 벗어나 낯선 새로운 장소에 가면 뇌가 활성화된다. 이때 역학으로 방위를 찾아보자. 예를 들면 도시를 떠나 길방위(吉方位)의 자연에 몸을 두면 좋은 기운을 얻을 수 있다.

　여행을 떠날 시간도 기력도 없을 때는 평소 내리던 곳보다 한 정거장 전에 내려 평소와 다른 상점에서 물건을 사는 등 일상과 다른 행동을 해보자. 막막하다고 느껴진다 해도 전혀 방법이 없는 것은 아니다. 지금 자신의 사고와 발상으로는 같은 것만 떠올라 그렇게 생각될 뿐이다. 관점을 바꾸어 일상과 다른 체험을 하면 새로운 발상이 생기고 상황을 자연스럽게 해결해나갈 수 있다.

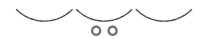

● 멘탈편

우울하다면 태양의 기운을 받자

:양의 기운을 불어넣어 좋은 순환

봄의 장에서 말했지만, 아침 일찍 일어나 아침 햇살을 받으면 '양'(陽)의 기운을 얻을 수 있다. 우울할 때는 기울(氣鬱)이 되어 몸의 '기' 순환이 정체되기 쉬우므로 무리해서라도 양의 기운을 불어넣어 좋은 순환으로 전환하자. 크게 심호흡을 하자.

태양은 가장 위대한 양의 기운이다. 그리고 겨울의 장에서 말했듯이 태양을 마주 향해 사고하자. 적극적인 발상이 떠오를 것이다.

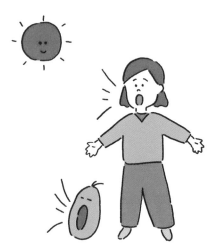

● 멘탈편

결정력 부족에는 '담'을 보충

: 날씬한 바디라인을 만드는 데도 도움

살아간다는 것은 결단의 연속이기도 하다. 싫어하는 일은 특별히 없는데 오히려 잘하고 있을 때조차 갑자기 피로를 느끼고 왠지 '지금의 자신'으로부터 도망치고 싶어질 때가 있다. 그때는 **오장육부 중 '담'(膽)의 기운이 부족하기 때문**이다. '담'과 표리를 이루는 오장은 '간'이다. 간과 담은 미각으로는 우선 식초를 보급한다.

나아가 혈자리는 담 흐름의 원혈(原穴; 원기가 나오는 혈자리), '구허'(丘墟)를 자극한다. 결단력을 상승시킬 뿐 아니라 날씬한 바디라인을 만드는 데도 도움이 된다.

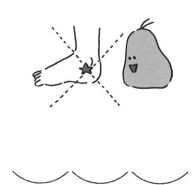

● 멘탈편

오행을 이용해 감정 조절

:사랑하는 사람을 생각하자

사물의 변화와 평형의 회복은 오행(五行) (246, 247쪽 참조)의 상생, 상극 관계에 기초한다. **'상생의 관계'란 오행의 하나가 특정 상대를 육성, 보호하는 관계**(나무는 불을, 불은 흙을 생성한다)이다. **'상극의 관계'는 오행이 특정 상대를 억압하는 관계**(나무는 흙을, 물은 불을 억누른다)이다. 이것에 기초한 간단한 감정 조절 방법을 소개하겠다.

- 화가 날 때, 조바심이 날 때는 울고, 웃고 난 다음 생각하자.
- 기쁘고 즐거운 때는 기분을 가라앉히고 나서 생각하자.
- 생각이 너무 많아 가슴이 답답할 때는 눈물이 날 정도로 웃어보자.
- 의기소침해질 때, 공포를 느낄 때는 화를 내 보자.
- 슬퍼서 살아갈 힘이 없다면 사랑하는 사람을 생각하자.

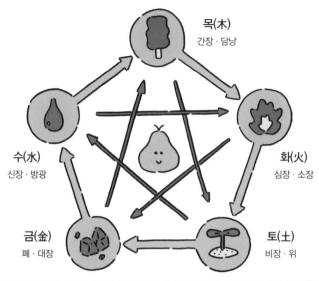

목(木)
간장 · 담낭

수(水)
신장 · 방광

화(火)
심장 · 소장

금(金)
폐 · 대장

토(土)
비장 · 위

※89, 91쪽에서는 역(易; 태양과 지구의 운행)에 기초해 '토'가 중앙에, 위에 '화'가 밑에 '수'가 있었다. 또한 실제로 인체에서도 '화'의 장(臟)인 '심'(心)은 배꼽보다 위에 있고 '수'의 장(臟)인 '신'(腎)은 밑에 있다. 여기서는 실제 위치가 아닌 오행의 '상생상극'(相生相克)이라는 관계성을 설명하기 위해 오각형 형태의 일러스트를 활용했다.

● 칠정(七情)과 오행의 관계

칠정	모습 · 상태	기의 영향	관련 오장
노(怒)	화가 치밀어 기가 역상	기가 상승	간(肝)
희(喜)	기운이 없다	기가 풀어진다	심(心)
사(思)	기가 정체	기가 안정된다	비(脾)
우(憂)	속을 앓는다	마음을 졸인다	폐(肺)와 비(脾)
비(悲)	살아갈 의욕을 잃는다	기가 사라진다	폐(肺)
공(恐)	힘이 빠진다	기가 빠르게 아래로 향한다	신(腎)
경(驚)	정신이 혼란스럽고 마음이 불안정해진다	기가 흐트러진다	심(心)과 신(腎)

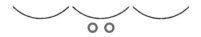

●식사편

의식동원의 지식을 좀 더 깊이 있게
:체질에 맞는 식사

  '**의식동원**'(醫食同源)이란 식사로 병을 예방하고 치료한다는 **사고방식**이다. 중국의 가장 오래된 의학서《황제내경》에 '오곡(곡류)은 오장을 기르고 오과(과일)는 오장을 도우며 오축(육류)은 오장을 보하고 오채(채소)는 오장을 충실하게 한다. 식재를 조합하여 먹으면 체내의 균형을 유지, 몸의 정기를 기를 수 있다'고 적혀 있다.

  의식동원에서 중요하게 생각하는 것이 세 가지가 있다. 첫째는 '식양'(食養), 음식으로 몸과 마음을 양성하는 것, 둘째 '식료'(食療), 식재의 효능으로 몸의 이상을 보하거나 병을 치료하는 것, 셋째 '약선'(藥膳), 한의학을 토대로 식사에 한약을 넣고 요리하여 병을 치료하는 것이다. 식(食)에서 중요한 것은 '오색'(五色; 식품의 색), '오미'(五味; 맛의 차이), '오성'(五性; 몸의 차고 더운 성질과 관련) 그리고 '음양'(陰陽)이다. 체질에 맞는 식사를 하여 건강한 생활을 하자.

● 식사편

식탁에 오색을 올린다

:시각적으로도 식욕이 증진

사계절의 양생에서 말했듯이, 음식의 색에는 각각의 기운이 담겨있다. 다섯 가지의 색을 모두 섭취하면 영양을 고르게 섭취할 수 있다.

식품의 색은 오행의 오색에 해당되며, 오장에 자양강장의 효과를 기대할 수 있다고 한다. 다시 말해 **파랑=간, 빨강=심, 노랑=비, 하양=폐, 검정=신**이다. 또한 색채가 풍부한 식사를 하면 시각적으로도 식욕이 증진된다.

또한 **조리법도 '생으로 먹기, 조리기, 굽기, 찌기, 튀기기' 다섯 가지가 있으며, 이것을 '오법'(五法)이라 한다.** 오법은 사찰요리에서 시작되었다고 하며 제한된 식재의 맛과 모양에 변화를 주었다. 세심함을 느낄 수 있는 우수한 식문화라 생각한다.

● 식품의 색과 효능

식품의 색	효능
파랑	피의 원료가 되어 '간, 눈, 근육'이 좋아진다.
빨강	기운이 솟아 '심, 혈관, 혀'가 좋아진다
노랑	'위 등의 소화기, 입, 입술'이 좋아진다.
하양	'폐 등의 호흡기, 피부, 대장, 코'가 좋아진다.
검정	생명력을 보충, '신, 뼈, 뇌, 부인과계, 귀, 머리카락'이 좋아진다.

● 계절과 식품의 색

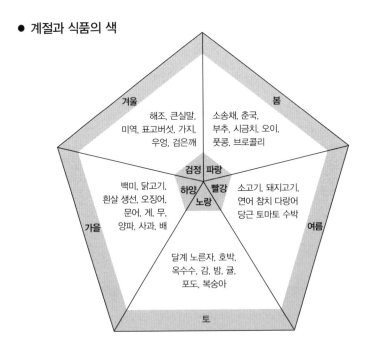

색과 피토케미컬(phytochemicals)의 관계

피토케미컬은 식물이 몸을 보호하기 위해 스스로 만들어 낸 색소(오색), 향, 맛(오미)에 함유된 기능성 성분이다. 오색과 오미와 관계가 깊으므로 색소의 성분과 식품을 소개한다.

● 색과 피토케미컬의 종류

색	피토케미컬	채소 · 과일
파랑(초록)	클로로필(chlorophyll)	시금치, 피망, 부추, 쑥갓, 브로콜리, 배추 등
빨강	리코펜(lycopene)	토마토, 당근, 파프리카, 수박, 석류, 파파야, 버찌, 감, 그레이프후르츠 등
	캅사이신(capsaicin)	빨강피망, 빨강파프리카, 고추, 파파야, 버찌, 감, 그레이프후르츠 등
빨강(주황)	베타카로틴(betacarotene)	당근, 시금치, 피망, 호박 등의 녹황색 채소, 감귤류, 수박 등
	제아잔틴(zeaxanthin)	구기자, 시금치, 파프리카, 브로콜리 등
노랑	루테인(lutein)	시금치, 호박, 노랑강낭콩, 브로콜리, 케일, 옥수수 등
	구르구민(curcumin)	울금
	플라보노이드(flavonoid)	양파, 시금치, 파슬리, 차조기, 콩, 귤 등
하양	황화디알릴(diallyl sulfide)	부추, 양파, 락교, 샐러리, 파 등
	이소플라본(isoflavone)	콩 등
검정	안토시아닌(anthocyanin)	적상추, 적차조기, 흑미, 검은콩 등
	퓨코잔틴(fucoxanthin)	녹미채, 새싹, 미역 등
	카테킨(catechin)	차, 사과, 블루베리

● 식사편

오미의 조절로 음의 기운을 기른다

:지나치면 장부를 손상

음의 기운은 음식물에 있는 오미에서 생성된다. 오미는 각각 장부를 양생하지만 반대로 지나치면 장부를 손상시킨다. 부족하다고 생각하는 맛이 있다면 우선 그 맛을 보충해보자. 또한 처음부터 조금 많이 섭취하고 있다는 자각이 있는 경우는 줄인다. 덧셈과 뺄셈으로 식사를 생각해 보자.

'신맛'을 많이 섭취하면 간을 손상시키고 소화기계의 장부가 악화되어 몸이 화끈거린다. '쓴맛'의 섭취가 지나치면 소화기계 장부의 기능이 악화되어 배가 나오거나 소화불량을 일으킨다. '단맛'을 과다 섭취하면 속 쓰림과 얼굴색이 나빠지고 신의 기능이 나빠진다. '매운맛'을 과다 섭취하면 열이 나고 정기가 소모된다. '짠맛'이 과하면 사기가 왕성해져 신기(腎氣)가 나빠지고 허리뼈가 아프다.

● 오미 조화도

신맛(酸)
몸을 조이고, 간 기능을
활성화시킨다.
→ 식초, 감귤류, 매실장
아찌

짠맛(鹽)
몸의 응어리를 해소하
여 신진대사를 촉진하
고 신의 기능을 기른다.
→ 해조, 바지락, 미역

쓴맛(苦)
여분의 열과 습기를 제
거, 심의 기능을 정상으
로 유지한다.
→ 차, 여주, 죽순

매운맛(辛)
기혈의 기능을 활성화
시키고 외부에서 들어
온 사기를 발산시켜 폐
의 기능을 높인다.
→ 고추, 파, 생강

단맛(甘)
몸을 자양하고 중화시
키며 비위의 기능을 조
절한다.
→ 벌꿀, 감자, 쌀

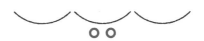

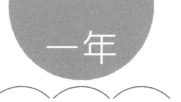

一年

● 식사편

음식의 음양과 오성 이해하기
:음식의 지혜는 필수다

　음식에는 크게 '음양'이 있다. **음성 식품은 '몸을 차게 하고 느슨하게 한다'** 그 결과 혈관과 장관(腸管)도 느슨해진다. **양성 음식은 '몸을 따뜻하게 하고 체온을 올리고 기운이 생긴다'** 결과적으로 혈관과 장을 좋아지게 한다. 191쪽을 참고하여 음식을 재료부터 파악하자. 이것이 전부는 아니지만 큰 경향을 알 수 있을 것이다.

　한편 **음식에는 '오성'이 있다. 몸을 따뜻하게 하는 '열성', '온성', 중용의 '평성' 몸을 차게 하는 '량성', '한성'**이다. (50, 51쪽 참조). 몸은 차면 느슨해진다. 반대로 따뜻하면 조여진다. 이 기본 원칙을 꼭 기억하자. 건강하게 살기 위해서는 음식의 지혜는 필수다. 인간도 동물이므로 자연의 지혜를 어떻게 활용하는가에 따라 삶의 방식 역시 자연스럽게 결정된다.

▢ 음식 음양의 기본 ▢

색에 대해서는 '빨, 주, 노, 초, 파, 남, 보'의 순으로 열성에서 한성으로 옮겨간다. 예컨대 당근은 주황으로 양성, 가지는 보라색이므로 음성 식품이라는 것이다. 노랑, 초록, 파랑 음식은 평성의 경향이 강하므로 1년 내내 먹기에 적합하다고 할 수 있다.

● 음성, 양성의 특징

음성 식품		양성 식품
더운 지역에서 자란 것	환경	추운 지역에서 자란 것
키가 큰 식물, 잎을 먹는 채소	지면에서 위로 갈 것인가 아래로 갈 것인가	키가 작은 식물, 근채류
하양과 초록 식품, 보라색은 특히 음성	색	주황과 노랑 식품
가늘고 길다	모양	둥글다
크다	크기	작다
많다	수분	적다
단맛, 신맛, 매운맛	맛	쓴맛, 짠맛
칼륨	성분	나트륨
단시간 가열은 장시간보다 음성의 경향을 띤다	조리법 등	햇볕에 말리거나 장시간 가열하면 양성이 강해진다

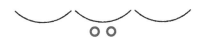

●식사편

음식은 일물전체로

:식양의 기본 사고방식

'일물전체'(一物全體)란 있는 그대로의 모습, 다시 말해 식재를 통째로 사용하여 전부를 먹자는 '식양'(食養)의 기본 사고방식이다.

예컨대 채소의 껍질을 벗기지 않고 먹거나 껍질이나 뿌리까지 버리는 부분 없이 손질하여 요리에 사용한다. 정백하지 않은 통곡물이나 통째로 먹는 작은 생선들이 여기에 해당된다. 일물전체식을 하면 식품이 가지고 있는 음양의 기운을 온전히 흡수할 수 있어 몸은 균형 잡힌 중용에 가까워진다.

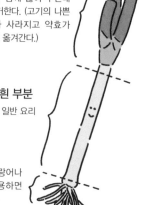

초록 부분
고기와 함께 끓여 누린내를 제거한다. (고기의 나쁜 냄새가 사라지고 약효가 고기로 옮겨간다.)

흰 부분
일반 요리

뿌리 부분
맛국물 (특히 가다랑어나 다시마와 함께 사용하면 감칠맛이 증가한다.)

● 식사편

지산지소를 명심하여 중용에 힘쓴다

: 신토불이의 발상

지산지소(地産地消)는 '신토불이'의 발상에 기초한 사고방식
이라 하겠다. 신토불이란 '몸(신체)과 환경(토)은 하나다'(두 개
로 나누어 생각할 수 없다)라는 뜻이다. 지금 살고 있는 환경에
서 자란 식재는 중용이므로 그것을 먹는 한 몸은 중용을 유지할
수 있다는 것이다.

구체적으로는 자신이 살고 있는 반경 10km 이내에서 수확한
식품의 섭취를 권장하는데 이것이 바로 지산지소인 것이다.

채소를 예로 들면 그 음양은 물론이거니와 영양으로써도 유
익하다. 푸른 잎채소나 과일은 수확 시기를 정점으로 생각하면
대개의 비타민은 시간의 경과와 함께 영양가가 점차 낮아진다.
현지에 대한 응원과 함께 지산지소를 추진해 나가자.

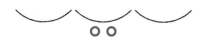

● 체질편

체질을 파악하여 생활을 재점검하자

:환경의 영향도 받는다

동양의학에서 체질은 '기, 혈, 수'(진액)와 '한열'(찬가 뜨거운가)의 상태가 부족한가 지나친가에 따라 여덟 가지로 분류한다. 체질은 태어나면서 부모로부터 물려받은 것과 식사로 얻어진 것이 있는데 살고 있는 환경의 영향도 받는다. 동일한 부모에서 태어난 아이들이라도 성장기를 보낸 곳이 추운 지역인지 더운 지역인지에 따라 체질이 변한다.

자신의 체질을 체크하여 어떤 생활을 하면 좋은지 지침으로 삼자. 여덟 가지의 체질에 대해 각각 10개의 문항이 있다. 그중 많은 것이 여러분의 체질이다. 하나가 아닌 여러 개의 체질을 가지고 있을 수도 있지만 Yes가 다른 체질보다 압도적으로 많으면 그것이 자신의 체질이다. 많은 수가 동일하거나 큰 차이가 없다면 위에서 세 개를 자신의 체질로 보면 되겠다.

194

동양의학식, 여덟 가지 체질

동양의학에서는 체질을 여덟 가지로 분류하여 건강을 고려한다. 만일, 각 체크 항목에 하나도 해당되지 않는 사람이 있다면 '뛰어난 건강 체질'이다. 안심하고 지금의 생활을 유지하자.

	허(虛; 부족)	실(實; 과잉 · 정체)
기(氣)	**기허(氣虛)** 기운이 없고 붓는 체질	**기체(氣滯)** 조바심이 나고 조급한 체질
혈(血)	**혈허(血虛)** 피로 과다, 빈혈 체질	**혈어(血瘀)** 혈행이 좋지 않은 체질
수(水) (진액津液)	**음허(陰虛)** 수(水) 부족의 흥분 체질	**담습(痰濕)** 통통한 냉증 체질
열(熱)	**양허(陽虛)** 타고난 냉증 체질	**습열(濕熱)** 냉방을 좋아하는 땀이 많은 체질

체질을 좌우하는 세 가지 요소가 있다. '기', '혈', '수'이다.

'기'란 생명활동의 에너지원으로 눈에는 보이지 않는 정미한 물질로 보고 있다. 활동성을 지닌 물질로 시종 인체의 속에서 움직이며 온몸을 순환한다.

'혈'은 액상의 물질로 '심'에서 맥을 통해 몸 전체를 돌며 각 장부, 조직, 기관에 영양을 공급한다. 음식을 재료로 비위에서 생성되어 간에 저장된다. 혈액과 거의 같은 뜻으로 생각해도 지장은 없다.

'수'(진액)는 혈 이외의 체액으로 눈물, 땀, 침, 콧물, 소변 등을 포함한다. 체온 조절을 담당하며 몸속 여분의 열을 체외로 배출한다. 피부를 촉촉하게 하고 부종 조절에도 관계한다.

● 체질편

기허는 몸을 따뜻하게 하는 식재를 먹자

:부족한 기운을 식사로 보충

기허(氣虛)는 생명 에너지의 근원인 **'기'가 부족하여 장부의 기능이 저하되어 있는 상태다.** 원래 위장이 약하므로 비위(脾胃)를 유지하면서 부족한 기운을 식사로 보충하자. 이를 위해서는 소화가 잘되고 몸을 따뜻하게 하는 식재를 먹어야 한다. 죽, 된장국, 수프, 국 등을 매일 먹으며 식사량을 조금 적게 먹도록 한다. 고기, 생선, 유제품은 소화에 지나치게 많은 에너지가 소모되므로 컨디션이 좋을 때만 섭취하자. 날것은 고기나 생선 채소도 안 된다. 충분히 숙면을 취하고 피로가 쌓이지 않도록 주의하자.

기허의 증상 중 골치 아픈 것이 장부가 아래로 처지는 것이다. 직장 탈출증(탈항)이나 위하수 등의 내장 하수가 대표적 증상이다. 일어설 때 느끼는 현기증이나 저혈압, 면역력 저하, 만성위장염도 있다. 증상의 이미지는 '처지다, 낮다, 돌지 않는다'이다.

기허의 체크 항목

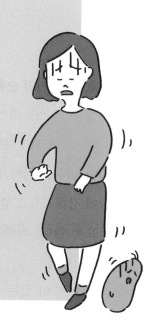

- ☐ 얼굴색이 나쁘다, 창백하다
- ☐ 비만인 편으로 쉽게 붓는다
- ☐ 쉽게 지친다, 항상 몸이 무겁다
- ☐ 감기에 잘 걸린다
- ☐ 화장실 가는 횟수가 많다
- ☐ 자주 설사를 한다, 변이 묽다
- ☐ 목소리가 작고 소곤소곤 이야기한다
- ☐ 숨이 차다, 가슴이 두근거린다
- ☐ 냉이 많다
- ☐ 기름진 음식이나 단것을 좋아한다

기운이 없고 붓는 체질을 호전시키는 식재

기허를 개선하려면 마, 소고기, 파, 장어, 밤, 콩류, 산초, 계피, 양고기, 새우, 호박, 마늘, 양파, 염교, 부추, 호두, 생강, 홍차, 인삼차, 호지차, 두충차 등을 섭취하며, 이 책의 양생법을 실천하자.

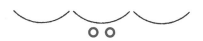

● 체질편

기체는 향이 있는 식재를 먹는다

:향에는 정체된 기를 흐르게 하는 기능

기체(氣滯)는 **기의 순환이 나빠 몸속 어딘가에 기가 정체되어 있는 체질**이다. 스트레스로 조바심이 나거나 쉽게 우울해지고 신경질적인 것이 특징이다. 기체인 사람은 간의 기운이 너무 강해져 있어 비위를 상하게 하는 경향이 있다. 특히 수면이 짧으면 증상이 강해지므로 충분한 시간을 자고 매일 여유 있는 시간을 만들도록 한다. 식사는 기의 흐름을 좋게 하는 식재를 적극적으로 섭취하자.

키워드는 '향'이 있는 것이다. 향에는 정체된 기를 흐르게 하는 기능이 있다. 대표적인 것이 보약채이다. (42쪽 참조)

자율신경실조증이나 우울 등의 정신질환, 불면증, 신경마비나 신경과 관련된 질병, 두통, 원형탈모증, 생리불순, 위, 십이지장궤양 등 스트레스로 오는 질환에 주의하자. 기체인 사람은 여유를 가지고 몸을 이완시키는 것이 가장 좋다.

기체의 체크 항목

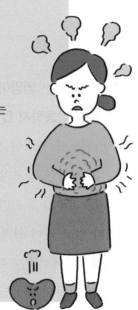

☐ 쉽게 울컥 화를 내고 초조하다

☐ 항상 우울하고 쉽게 가라앉는다

☐ 배가 땡땡해지며 통증이 있다

☐ 아픈 장소가 변하고 여기저기 아프다

☐ 트림과 방귀, 한숨 등이 자주 나온다

☐ 생리불순이 자주 찾아오며 생리 주기는 늦는
　경향이 있다

☐ 생리 전, 생리 중에 하복부나 유방이
　팽팽해진다

☐ 기침이 나거나 천식이 된다

☐ 두통이나 현기증이 난다

☐ 바로 일에 집착하게 되고 책임을
　떠맡게 된다

초조한 조급한 체질을 개선하는 식재

생강, 파, 마늘, 염교(쪽파와 비슷), 에샬롯(eschallot), 부추, 감귤류,
완두콩, 강낭콩, 무, 순무, 메밀, 청경채, 샐러리, 차조기, 민트, 쑥갓,
향채, 생강순, 계피, 바지락, 모시조개, 식초, 술, 재스민차, 장미차 등.
소화가 잘 안 되는 음식은 꼭꼭 잘 씹어서 먹는다.

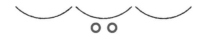

● 체질편

혈허는 혈을 늘리는 식사를 한다

:얼굴색은 창백하거나 흙빛

혈허(血虛)는 **영양이 함유된 '혈'을 몸 전체에 공급하는 기능이 충분히 작동하지 않거나 혈류량 자체가 부족**한 상태다. 여성은 생리를 하므로 이 체질에 해당되는 사람이 많다. 외모는 마른 편의 사람이 많고 얼굴색은 창백하거나 흙빛을 띤다. 들여다보일 듯 피부가 희지만 건조하고 쉽게 거칠어진다. 머리카락은 윤기가 없고 끝이 쉽게 갈라진다.

서양의학에서 말하는 빈혈 증상에 가깝지만 서양의학에서는 혈액 검사 등의 데이터가 기본 수치 이내면 빈혈로 진단내리지 않는다. 하지만 동양의학에서는 검사 결과가 정상치라도 체크 항목에 Yes가 많으면 혈허로 본다. 대책으로는 적극적으로 혈의 양을 늘리는 식사를 하는 것이다. 간 청경채 볶음 (43쪽 참조)을 추천한다. 그리고 붉은색 식품과 검은색 식품을 먹자.

혈허의 체크 항목

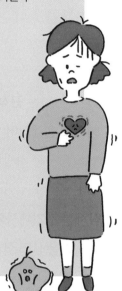

☐ 잦은 변비. 이따금 나오는 대변은 토막토막 끊어진다

☐ 얼굴색이 나쁘고 입술과 혀가 희다
　 머리카락과 피부가 쉽게 건조해진다

☐ 빈혈, 현기증, 눈이 침침하거나 건조하다

☐ 가슴이 두근거리거나 부정맥이 있다

☐ 눈꺼풀 경련, 다리에 자주 쥐가 난다

☐ 손발이 저린 경우가 있다

☐ 월경 곤란증이 있고 생리통이 심하다

☐ 월경 출혈량이 적고 색이 연하다
　 생리 주기가 늦어지는 경향이 있다

☐ 불면으로 도중에 잠이 깬다

피로 과다 체질을 개선하는 식재

토종닭, 간(특히 소간), 딸기, 당근, 검은깨, 구기자, 흑미, 해삼, 대추, 복숭아, 메추리알, 검은콩, 소송채(나물과), 시금치, 토마토, 구기자차, 호지차 등 피를 만드는 식재를 적극적으로 섭취하자. 아침 식사에 양질의 단백질을 먹는다.

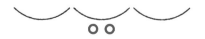

● 체질편

혈어는 신진대사를 높여 혈행을 개선

:수면 부족도 하나의 원인

혈어(血瘀)는 **끈적끈적한 '피'의 흐름이 몸속 어딘가에서 덩어리 형태로 정체되어 있는 체질**이다. 혈행 불량이 생기기 쉬운 생활습관을 가진 사람에게 주로 나타나며 수면 부족도 하나의 원인이다.

식사는 신진대사와 혈행 개선 효과가 있는 식품을 섭취하자. 입욕이나 온천도 혈행 개선에는 매우 좋은 요법이다. 운동도 좋다. 단 고혈압이나 심장, 혈관에 질병이 있는 사람은 의사와 상담하도록 한다.

그밖에 걱정되는 병은 월경관계의 질환, 불임, 심장, 혈관계 질환이다. 나아가 뇌혈관장애, 갑상선종, 간장 질환, 변비, 치질도 들 수 있다. 몸의 혈류가 좋아지도록 의식적으로 양성 음식을 먹고 반대로 몸을 차게 하는 음성 음식은 피하도록 하자.

혈어의 체크 항목

- [ ] 얼굴색과 입술, 잇몸이 검붉은 색이고 눈 밑에 다크서클이 생기기 쉽다

- [ ] 감정이 폭발하는 경우가 있다

- [ ] 건망증이 심하다

- [ ] 손발이 차다

- [ ] 피부가 건조하고 가려우며 피부가 거칠고 기미와 주근깨가 쉽게 생긴다

- [ ] 피부에 가는 핏줄이 튀어나오는 정맥류가 있다

- [ ] 뽀루지나 습진이 잘 생기고 자국이 잘 남는다

- [ ] 어깨 결림이나 두통 등 몸의 일부가 항상 아프다

- [ ] 아픈 부분을 누르면 더 아파진다

- [ ] 월경 출혈량이 많고 핏덩어리가 나온다, 생리통이 심하다

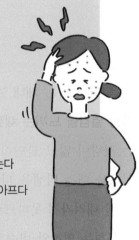

혈행 끈적끈적 체질을 개선하는 식재

마늘, 양파, 복숭아, 염교, 꽁치, 정어리, 검은 목이버섯, 산초, 계피, 전갱이, 고등어, 마늘 싹, 파, 부추, 생강(건조나 가열), 흑식초, 버찌, 현미, 홍화차, 장미차, 호지차 등 음성 식품을 섭취하도록 한다.

● 체질편

음허는 과잉을 삼가고
생활을 아침형으로

:단맛과 신맛을 조합하면 음이 기운

음허(陰虛)는 **체내 '수'(진액)와 '혈'에 음의 기운이 부족하여 항상 열감을 느끼는 체질**이다. 마른 편으로 올빼미형 생활을 하는 사람이 많고 불면이나 여드름, 거친 피부가 걱정이다. 몸이 괴로울 때는 밤샘을 피하고 빨리 자도록 하자. 위로 열이 올라가 잘 내려가지 못하므로 머리 부위와 얼굴에 증상이 나타난다.

음허는 혈허와 비슷하지만 좀 더 진행되어 건조한 것이 특징이다. 운동도 장단점이 있으므로 심하게 땀을 흘리는 것은 피하자. 노화나 성생활 곤란, 업무 과로도 원인이 된다. 과식이나 자극적인 향신료, 지방이 많은 음식, 알코올류는 피하고 불필요한 열을 만들지 않도록 한다. 수분이 많은 식재를 선택하고 스프나 찜 등 음식에 수분이 충분히 들어있는 조리법을 이용하자. 맛으로는 단맛과 신맛을 조합하면 음이 기운이 생겨난다.

음허의 체크 항목

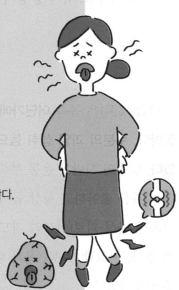

- ☐ 안면홍조, 더위를 잘 타고, 손발이 화끈거린다
- ☐ 마른 편으로 얼굴이 붉은데 특히 볼이 발갛다
- ☐ 피부나 머리카락이 건조하다
- ☐ 변비, 소변의 양이 적다
- ☐ 변이 딱딱하다
- ☐ 생리 주기는 빠른 경향이 있다
- ☐ 목소리가 갈라지고 마른기침이 난다, 눈이 건조하다
- ☐ 오후나 저녁부터 미열이 나거나 수족이 화끈거린다
- ☐ 식은땀이 난다, 목이 마르다
- ☐ 여름이 괴롭고 더위에 약하다

물 부족의 열 체질을 개선하는 식재

포도, 배, 귤, 레몬, 수박, 토마토, 리치 등의 과일. 자라, 오리고기, 전복, 돼지고기, 키조개, 연근, 백합뿌리, 흰목이버섯, 두부, 흑미, 국화차, 녹차, 홍화차, 장미차, 호지차, 우유를 듬뿍 넣은 음식도 좋다.

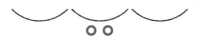

● 체질편

담습은 차가운 음료를 삼가야 한다

:수박이나 오이, 우엉 등이 대표적

담습(痰濕)은 몸속 **어딘가에 수분이 정체되어 흐르지 않는 체질이다. 수분의 과잉 섭취 등으로 대사가 떨어져 노폐물이 쌓여 있다.** 담습인 사람은 운동 부족으로 술을 좋아하고 자극적인 맛의 식사를 좋아하고 항상 몸이 무거우며 졸리다. 서양의학에서 말하는 만성 피로(아무리 자도 아침에 일어날 수가 없다, 의욕이 없다, 피로감, 요통, 목과 어깨 결림, 수족 부종이 계속된다) 증상에 가깝다.

담습의 해소에는 운동으로 대사를 높이는 것이 효과적이다. 또한 차가운 음료, 커피 등 카페인이 강한 것, 알코올류의 섭취는 삼가도록 하자. 맛이 진한 식사는 목이 말라 수분을 더욱 찾게 되므로 담백한 맛의 식사를 한다. 이뇨나 배변, 탈수 효과가 있는 식품의 섭취도 추천한다. 수박이나 오이, 우엉 등이 대표적이다.

담습의 체크 항목

- ☐ 항상 몸이 무겁고 나른하다
- ☐ 얼굴과 손발에 부종이 있다
- ☐ 항상 머리가 무겁고 현기증이나 속이 매스껍다
- ☐ 가래가 섞인 기침을 많이 한다
- ☐ 비염과 꽃가루 알레르기 등 콧물이 난다
- ☐ 비나 습기가 많은 날씨에는 컨디션이 무너지기 쉽다
- ☐ 변이 묽고 설사를 자주 한다
- ☐ 냉이 많다
- ☐ 살찐 편으로, 살이 무르고 뚱뚱하다
- ☐ 직접 움직이기보다 주변에 부탁을 하며 조금 제멋대로인 부분이 있다

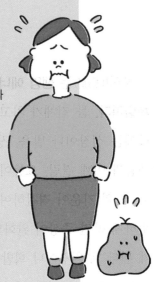

통통한 냉증 체질을 개선하는 식재

녹두콩나물, 녹두국수, 현미, 우엉, 다시마, 미역, 해초류, 산초, 계피, 전갱이, 고등어, 마늘 싹, 파, 부추, 생강, 흑초, 버찌, 수박, 오이, 배, 홍화차, 장미차, 호지차 등을 섭취하며 이 책이 추천하는 양생법을 실천하자.

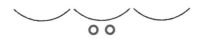

● 체질편

양허는 체열을 뺏기지 않는 생활을

:따뜻하게 하면 증상이 완화

양허(陽虛)는 **생명 에너지의 근원인 양의 기운을 적게 타고난 체질이다.** 몸 전체가 차고 비위나 신의 기능이 쉽게 쇠하며 그 중에는 성장이나 발육, 생식에 문제가 있는 사람, 어려서부터 냉증과 어깨 결림, 요통이 있는 사람이 있다. 수술이나 큰 사고 후, 양의 기운이 격감하여 양허가 되는 경우도 있다. 양허는 따뜻하게 하면 증상이 완화되고 차가우면 나른해져 움직일 수 없게 된다. 무월경이나 희발 월경 등의 생리 이상도 나타난다.

몸이 가지고 있는 열이 적기 때문에 체열을 빼앗기지 않도록 한다. 털실 바지나 복대에도 최근에는 귀여운 디자인의 것이 많으므로 착용하자. 춥다고 생각되면 손난로나 스팀타월, 보온물주머니 등을 활용하자. 일광욕도 좋지만, 바람을 쐬지 않도록 한다.

양허의 체크 항목

☐ 손발이 항상 차고 냉방에 약하다

☐ 복부나 하반신이 쉽게 차가워진다

☐ 추우면 허리나 관절이 아프다

☐ 방광염을 반복한다

☐ 살갗이 희다

☐ 머리카락이 잘 빠진다

☐ 근육이 쉽게 늘어진다

☐ 소변 색이 엷고 소변 양이 많다

☐ 추우면 증상이 악화되고 따뜻하면
　증상이 완화된다

☐ 소극적인 성격이다

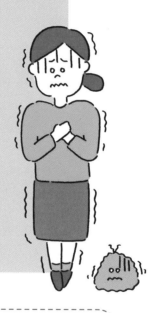

타고난 냉증 체질을 개선하는 식재

생강(건조나 가열), 부추, 밤, 새우, 양고기, 소고기, 닭고기, 계피, 강황, 후추, 산초, 팔각, 마늘, 파, 홍차, 검은색 식품. 차가운 음료는 엄금이다. 고기, 생선, 채소도 생으로 먹어서는 안 된다.

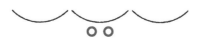

209

● 체질편

습열은 여분의 물과 열을
몸 밖으로 배출한다

: 운동하여 땀을 많이 흘린다

습열(濕熱)은 더위를 많이 타고 땀을 많이 흘리는 비만 체질이다. 체내에 여분의 물과 열이 넘쳐난다. 동양의학에서는 물은 몸을 차게 하여 진정시키고 열은 몸을 따뜻하게 활성화시키는 역할이 있다. 습열은 상반된 두 개가 함께 과잉이 되어 악영향을 미친다. 몸이 습하고 여분의 열을 가지면 체내의 수분이 끈적끈적하여 기혈의 흐름을 방해한다. 얼핏 보면 몸은 건강한 것 같아도 눈곱, 콧물, 귀 고름, 가래, 냉 등 수분이 점성을 띠며 질퍽질퍽하여 치유가 어렵다. 피부도 마찬가지로 축축하고 가려움이 생긴다.

대책은 여분의 물과 열을 몸 밖으로 배출하는 것이다. 여분의 축적이 너무 많으므로 운동하여 땀을 많이 흘리자. 몸무게도 조금씩 줄여나가는 것이 효과적이겠다.

습열의 체크 항목

☐ 더위를 타서 냉방을 좋아한다

☐ 비만인 편으로 단단한 체형

☐ 성급하고 거칠고 허둥댄다

☐ 얼굴이 붉고 뾰루지가 잘 난다

☐ 기름진 음식이나 진한 맛의 음식,
   매운맛을 좋아한다

☐ 목이 쉽게 마르기 때문에 차가운 것을
   마시고 땀을 잘 흘린다

☐ 변비, 변이 끈끈하고 냄새가 심하며
   방귀도 자주 뀐다

☐ 구취, 체취가 심하다

☐ 생리 전에 배가 팽팽해지고
   냉이 많으며 붓는다

☐ 생리 주기는 빠른 편으로 출혈량이 많다

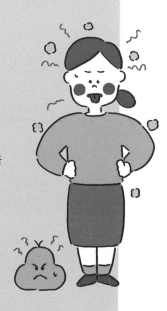

냉방을 좋아하는 축축한 체질을 개선하는 식재

몸의 독을 배출하는 샐러리, 오이, 콩류(대두, 소두, 검은콩 등), 율무차, 국화차, 옥수수염 등의 약선차를 마시자. 기체(氣滯)와 담습(痰濕)에 대한 내용도 참고하여 음식을 선택하자.

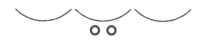

●생활습관편
심신일체(心身一體)를 명심한다
:마음의 안정이 무엇보다도 중요

마음과 몸은 수레바퀴의 양 바퀴와 같이 함께 돌고 움직이는 것으로, 어느 한 쪽에라도 문제가 생기면 원하는 방향으로 나아갈 수 없게 된다.

지금까지 체질 개선 방법에 대해서는 소개했다. 여기서는 건강 체질인 사람은 건강을 유지 강화할 수 있는, 고통스런 증상이 있는 사람에게는 증상을 개선할 수 있는, 아름다워지고 싶은 사람에게는 미용을 위한 동양의학식 도움이 되는 생활습관을 제안하고자 한다. 건강법을 일상화해 나가면 마음의 안정도 찾을 수 있다. 하루 1분씩이라도 1년이면 6시간을 넘으며 몸에도 효과가 나타난다.

● 생활습관편

아침에 일어나면 바로 양치질을

:동양의학식 양생의 첫날이 시작된 것

동양의학에서 아침은 몸을 다시 되돌리는 시간이다. 일어나면 우선 입을 헹구거나 양치질을 하자. 현대의학에서도 **잠을 자는 동안에 입속에 잡균이 번식한다**는 사실이 증명되었으며, 입속을 깨끗이 하지 않고 식사를 하면 균이나 바이러스가 그대로 몸속으로 침입한다. 그 결과 세균성 폐렴, 세균성 심막염 등 심각한 질병에 걸리기도 한다. 치주 질환은 당뇨병, 조산, 심근경색, 동맥경화 등을 일으킬 가능성이 있으므로 구강 관리는 매우 중요하다.

실제로 잠을 자는 동안에는 침의 분비량이 감소하여 입속이 균과 바이러스가 번식하기 좋은 환경이 되고 일정 이상으로 균이 증가하면 감염의 위험이 커진다. 아침에 일어나 바로 구강을 세정하면 감기나 독감 예방에도 효과가 있다. 그 후 한 잔의 따뜻한 물을 마시자. 이로써 동양의학식 양생의 첫날이 시작된 것이다.

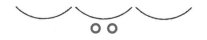

● 생활습관편

눈 혹사로 인한 어깨 결림을 개선

:마사지하는 것도 좋은 방법

현대는 컴퓨터와 스마트폰의 사용 시간이 길어 눈의 피로를 호소하는 사람이 많다. 눈을 혹사하면 '심'(心)에 이상이 생기기 때문에 목덜미에서 견갑골 사이가 긴장되어 수면 장애나 자율 신경장애 등의 정신질환이 증가하는 것은 당연한 일이다. 대책으로는 30분마다 3분 정도 화면을 보지 않는 시간을 만드는 것이다. 눈을 감거나 눈 주변을 마사지하는 것도 좋은 방법이다.

일이나 가사로 인해 생기는 현대 습관병은 오랜 시간 같은 동작을 하거나 자세로 있는 것을 중단하면 말끔히 개선된다. 하지만 의외로 이 30분에 1번 쉬는 것이 어렵다. 타이머를 이용해 시간 관리를 하는 것도 하나의 방법이다. 휴식 시간을 갖기 어려운 직장이라면 지그시 눈의 앞머리를 누르거나 화장실에 가거나 자료를 가지러 가는 등 앉아서 하지 않는 일을 중간중간 넣어보자.

● 생활습관편

눈의 피로에는 냉·온을 잘 활용하자

: 온도에 의한 물리 요법의 하나

동양의학에는 '온찜질'과 '냉찜질'이 있다. 온도에 의한 치료법은 물리 요법의 하나로 현대의학에서도 활용되고 있다. 눈 주변이나 얼굴의 근육이 수축 또는 긴장되어 있을 경우 혈관이 확장되는 온찜질이 효과적이다. 만성적으로 눈이 피로한 경우나 안구 건조에 적합하다. 스팀타월(139쪽 참조)을 만들어 눈에 얹어 보자.

한편 유독 눈을 혹사시킨 날이나 염증이 생겨 눈이 살짝 붉어진 경우에는 냉찜질을 한다. 젖은 물수건을 냉장고에 넣고 차게 한 뒤 눈 위에 얹는다. 단 염증이 심하면 역효과를 볼 수 있다. 염증의 기본은 만지면 성이 나는 것이므로 만지지 말고 서둘러 병원을 찾아 진료를 받자.

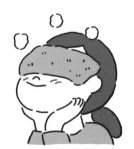

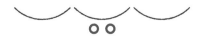

●생활습관편

가슴을 크게 만들려면 전중혈을 자극한다

:톡톡 가볍게 두드려 자극을 주는 것

여성의 몸 중에서 가슴은 특별히 의식이 가는 부위 중 하나다. 가슴을 크게 하고 싶다면 호르몬UP 효과를 기대할 수 있는 전중혈(膻中穴)을 눌러 마사지하자. 양손으로 유방을 밖에서 안쪽으로 아래에서 위로 모으듯이 크게 회전시키는 방법이다. 매일 좌우 3회씩 마사지하고, 횟수를 늘리고 싶으면 3의 배수로 늘리도록 하자.

전중혈은 기분이 좋을 정도로 가볍게 누르거나 문지르고, 톡톡 가볍게 두드려 자극을 주는 것도 좋다. 깊은 호흡이 촉진되어 대사도 올라간다.

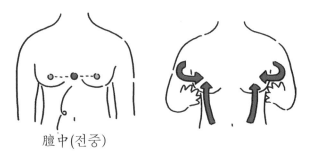

膻中(전중)

216

● 생활습관편

혈액 순환을 개선하여
아름다운 피부를

:맛국물은 몸에 흡수가 잘 되므로 효과적

혈이 정체되면 피부색이 칙칙하고 기미의 원인이 된다. 피의 색이 피부에 비쳐 보인다고 생각하면 된다. 다시 말해 피가 깨끗해지면 피부도 깨끗해 보인다는 것. **미백에는 혈액 순환을 개선하는 것이 중요**하다.

효과적인 식재로는 '부추, 양파, 검은 목이버섯, 청경채, 시금치, 등푸른생선, 간, 대추'가 좋다. 요리로는 '부추계란 수프'를 추천한다. 다시마와 가다랑어포로 만든 맛국물에 3㎝ 정도로 썬 부추를 넣고 한소끔 끓인 뒤 술, 미림, 설탕, 간장, 소금으로 간을 한다. 마지막에 센 불에서 풀어놓은 계란을 넣고 안에서 바깥쪽으로 저으며 섞어주면 완성이다.

맛국물은 몸에 흡수가 잘 되므로 효과적이다. 그 다음 입욕을 하고 8시간 이상 충분히 잠을 자는 생활을 계속하면 피부는 아름다워진다.

● 생활습관편

'아에이오우' 발성으로
팔자주름 대책

: 목을 의식하며 발성

피부 주름의 기본 대책은 근육의 긴장과 보습이다. 동양의학에서는 온몸의 경락은 얼굴에서 시작되어 얼굴에서 끝난다고 한다. 온몸을 움직이면 그만큼 얼굴의 주름은 줄지만 좀 더 직접적으로 얼굴에 효과를 보고 싶을 때는 발성을 이용하자. 소리를 내면 기가 머리 쪽으로 올라가므로 효과가 증가한다.

'아, 에, 이, 오, 우'라고 크게 얼굴 전체를 움직이며 배에서부터 소리를 낸다. 한음, 한음, '아아아', '에에에'라고 과장되게 해보는 것도 좋다. 특히 팔자주름에는 '우'와 '오'가 효과적이다. '우'를 반복한 후 '우오우오'라고 반복해보자. '이'는 하관과 턱의 라인을 날렵하게 만들어 주므로 목을 의식하며 발성하자. 목에서 쇄골로 이어지는 데콜테(décolleté) 라인이 강하게 움직일 것이다. 이를 통해 목선도 아름다워진다.

발성은 기와 운과 바꾼다

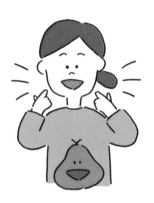

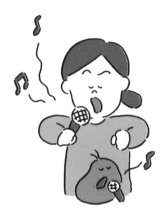

'에'라고 큰 소리를 내 개운을 부르는 발성법

◆◆◆◆◆◆◆

'에'는 개운(開運)의 발성이다. 입꼬리가 올라가므로 모든 운을 흡수한다. '아' 발성에 싫증이 나면 'ㄱ', 'ㄴ' 등 다른 자음을 넣어 해 보자. 자음의 발음이 들어가면 혀의 움직임이 달라져 뇌에도 근육에도 다른 자극이 되어 효과가 상승한다.

기력이 떨어지면 자주 말하고 자주 노래한다

◆◆◆◆◆◆◆

몸이 자신이 의도한 대로 움직이지 않을 때, 손쓸 방법이 없을 정도로 기력이 떨어질 때가 있다. 이때는 노래방을 찾아 노래를 부르거나 친구와 수다를 떠는 것도 좋다. 노래와 수다는 기를 돌게 하거나 기를 발산시켜 기력을 끌어 올리는 데 매우 효과적이다.

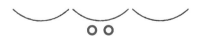

● 생활습관편

족욕을 하면서 얼굴과 머리를 마사지한다

:다섯 손가락을 모두 사용

과도한 긴장과 겨울이란 계절은 몸뿐 아니라 머리 부위의 근육도 경직되게 한다. 머리 부위의 근육이 경직되면 림프의 기능이 악화되어 얼굴이 붓고 눈이 작아지며, 이마에 주름이 생기기도 한다. 이것을 개선하려면 족욕을 하면서 얼굴과 머리를 마사지하는 방법이 있다.

측두부를 자극한다. 손가락을 가볍게 펴고 다섯 손가락을 모두 사용하는데 이때 손가락 끝으로 두드린다. 다음으로 손가락 지문 부분을 머리에 고정시키고 두피 전체를 들어 올리는 기분으로 마사지한다. 얼굴은 200g 미만의 가벼운 자극으로 한다. 문질러서는 안 된다. 족욕하면서 두부와 얼굴을 마사지하는 것은 건강과 미용에 효과가 뛰어나며 긴장에서 오는 만성 두통, 안면 통증에도 효과적이다. 단 몸과 마음을 모두 각성시키므로 잠자기 전에는 피하도록 한다.

얼굴 마사지 법

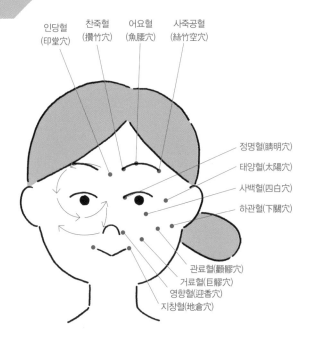

인당혈(印堂穴)　찬죽혈(攢竹穴)　어요혈(魚腰穴)　사죽공혈(絲竹空穴)

정명혈(睛明穴)
태양혈(太陽穴)
사백혈(四白穴)
하관혈(下關穴)

관료혈(顴髎穴)
거료혈(巨髎穴)
영향혈(迎香穴)
지창혈(地倉穴)

얼굴의 혈자리를 누를 때는 둘째, 셋째, 넷째 세 손가락으로 천천히 누른다.
우선 '인당혈'을 세 손가락으로 가볍게 문지른다. 양손으로 양 눈앞머리(정명혈)를 가볍게 누르고 그대로 손가락을 피부에서 떼지 않고 움직여 미간(찬죽혈)을 누른다. 이어서 눈썹을 따라(어요혈) 이동해 눈썹 꼬리(사죽공혈)를 누른다. 눈꼬리(태양혈), '사백혈'을 누르고 다시 눈 앞머리 쪽으로 돌아온다. 콧머

리로 내려와 '영향혈'을 누르고 광대뼈 아래쪽 뼈를 따라 코와 가까운 쪽에서부터 옆으로 늘어선 '거료혈', '관료혈', '하관혈' 마지막으로 '지창혈'을 누른다. 이들 혈자리는 뭉치기 쉬워 눌렀을 때 통증이 느껴질 수 있다. 평소 혈자리를 자극하면 얼굴의 부종을 방지할 수 있다. 눈이 크게 보이도록 당겨 올리면 팔자주름도 엷어진다.

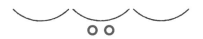

221

제6장

셀프 뜸으로 양생

뜸은 여성의 강력한 지원군.

특히 냉증이나 부인과계 문제에는

효과가 있다.

큰 효과를 기대할 수 있는 이유는

약쑥과 혈자리 두 개의 효과에 따른 것이다.

아직 뜸을 뜬 적이 없는 사람은

'쑥의 약효'와

'혈자리, 경락의 힘'을 빌어

자신을 치유해보자.

다음과 같은 사람에게 추천

O 자신의 몸을 스스로 건강하게 관리하고 싶다

O 침뜸 치료나 마사지를 받고 싶지만 돈과 시간이 걱정된다

O 습관을 바꾸어 몸을 조금이라도 개선하고 싶다

O 몸이 힘들어 조금이라도 몸을 낫게 하고 싶다

O 동양의학의 지식을 살려 건강해지고 싶다

처음인 사람도 다루기 쉽고
피부에 직접 닿지 않는 '간접구'를 추천한다.

간접구를 잘 활용하자

:같은 곳에 여러 번 뜨면 화상

스스로 뜸을 뜰 때는 직접 피부에 닿지 않는 '간접구'를 추천한다. 구멍이 뚫린 두꺼운 종이 받침대 위에 쑥이 얹어져 있다. 받침대 밑은 스티커로 되어 있고 피부에 붙일 수 있어 잘 쓰러지지 않으므로 안전하다.

약쑥이란 건조시킨 쑥의 잎 뒤쪽의 털을 건조시켜 솜털 모양으로 만든 것으로, 이것을 뭉쳐 뜸쑥을 만들고 불을 붙여 뜸을 뜬다. 뜸 중에는 재나 전기로 뜨는 무연구가 있는데 쑥의 약효를 얻을 수 없으므로 연기가 나더라도 꼭 뜸쑥 간접구를 사용하자.

걱정되는 증상이나 통증에 효과가 있는 혈자리를 찾아 그곳에 뜸을 놓는다. 혈자리는 좌우 양쪽 손발을 사용하는 것이 기본(세 개의 혈자리를 조합하여 혈자리 자극 효과를 높이는 방법도 소개)이다. 눌러 위화감이 느껴지거나 아픈 곳도 상관없다. 뜸은 효과가 천천히 나타나므로 가능하면 매일 계속하자.

간접구 사용법

① 뜸에 불을 붙여 받침째로 혈자리 위에 붙인다.

② 뜨거워지면 도중에 떼거나 조금 위치를 옮겨 다시 놓는다. 화상이나 물집의 원인이 되며, 열기를 참을 필요는 없다.

③ 온도가 최고점에 달한 후에도 2~3분 여열이 이어진다. 뜨거움이 가셔도 뜸을 그대로 두고 천천히 좋은 기분을 느껴보자.

※온도 설정은 제품 대부분이 3단계로 되어 있다. 우선 중간 단계로 온도를 설정하고 너무 미지근할 경우는 한 단계 높이고, 너무 뜨거우면 한 단계 아래로 변경한다.

뜸의 온도 곡선

최고 온도가 높고 열 발생 시간이 길수록 효과적이지만, 무리하지 말고 사용하기 편한 온도를 선택한다.

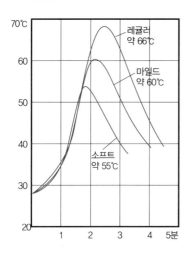

뜸을 뜰 때의 주의점

- 사용하는 뜸에 딸린 '사용상의 주의점', '사용법'을 반드시 숙지한다.
- 뜸은 피부가 건조한 상태에서 한다. 목욕 후나 땀 등 피부가 습하면 화상을 입기 쉽다.
- 피부가 뜨겁게 느껴지지 않는 경우라도 같은 곳에 여러 번 뜸을 뜨면 화상을 입기 쉽다.
- 머리나 얼굴 가까운 곳에 뜸을 뜨면 얼굴이 달아오르기 쉽다. 얼굴에 뜨는 뜸은 쓰러지면 화상을 입으므로 셀프 뜸으로는 추천하지 않는다.
- 점막이나 안구에 뜸은 절대 금한다.
- 음주, 가려움이나 알레르기 증상, 열이 있는 경우는 뜸을 삼가자. 동양의학의 임상 경험이 없는 사람이 몸에 열이 있을 때 뜸을 뜨면 역효과가 나타날 수 있다.
- 뜸을 뜨고 있을 때, 뜨고 난 뒤 눈이 핑핑 돈다면 그 혈자리는 지금 몸에 맞지 않을 가능성이 있다. 중단하고 몸에 맞는 혈자리를 찾아 한의사에게 상담하자.

셀프 뜸 1	스트레스, 스트레스성 비만, 스트레스성 냉증, 우울

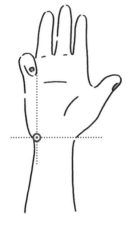

효과적인 혈자리

⊙ 태충혈(太衝穴)

⊙ 태계혈(太谿穴)

⊙ 신문혈(神門穴)

이 세 혈자리는 각각 오장의 '간'(肝), '신'(腎), '심'(心)의 원기가 많이 모이는 곳이다. 스트레스를 완화하고 정신을 진정시키며 울체되어 있는 피의 흐름을 좋게 한다.

→ 신문혈은 다섯째 손가락에서 손바닥 쪽으로 뻗은 선과 손목의 주름이 교차하는 지점.

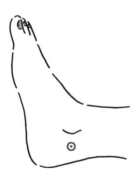

→ 태계혈은 안쪽 복사뼈와 아킬레스건 사이 움푹 들어간 곳, 맥이 뛰는 부위.

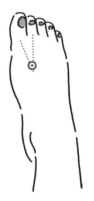

→ 태충혈은 발등의 첫째 발가락과 둘째 발가락 사이 움푹 들어간 곳으로, 맥이 뛰는 부위.

불면증, 잠이 잘 오지 않음,
자율신경의 문제

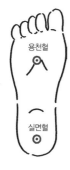

효과적인 혈자리

◎ 실면혈(失眠穴)

◎ 용천혈(湧泉穴)

'화'(火)가 타올라 '수'(水)의 기운이 부족하므로 '신'(腎)의 기가 시작되는 용천혈을 자극한다. 실면이란 중국어로 '불면증'이란 뜻이다. 발바닥의 통증 감각이 둔화되어 있는 경우도 적지 않으므로 뜨거운 뜸 3개를 기준으로 뜨거움을 느낄 때까지 해보자.

→ 용천혈은 발바닥의 한 가운데, 장심 조금 위다.

→ 실면(불면)혈은 뒤꿈치 중앙에 있다.

혈자리 찾기

촌(寸)의 길이는
자신의 손가락을
기준으로 잰다

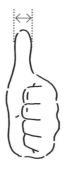

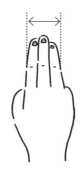

1촌

자신의 엄지손가락 너비만큼의 길이

2촌

자신의 둘째, 셋째, 넷째 손가락을 합한 너비의 길이

셀프 뜸

3

아름다운 얼굴, 눈과 코의 문제, 기력 감퇴, 꽃가루 알레르기

효과적인 혈자리

◉ **합곡혈(合谷穴)**

합곡혈은 얼굴 미용, 얼굴과 머리 부위(눈, 코, 귀 등에 나타나는 안면 증상), 기의 보충에 효과가 있다. 꽃가루 알레르기는 증상이 발현되지 않는 시기, 예컨대 봄에 증상이 나타나는 사람이라면 6개월 전인 가을에는 시작하자. 그 외에 두통, 꽃가루 알레르기, 난청, 치통(아랫니), 감기, 현기증, 건망증, 무기력, 정신불안정, 불면증, 생리통, 변비, 설사, 코골이 등에 효과적이다.

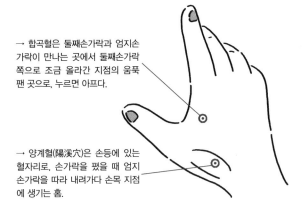

→ 합곡혈은 둘째손가락과 엄지손가락이 만나는 곳에서 둘째손가락 쪽으로 조금 올라간 지점의 움푹 팬 곳으로, 누르면 아프다.

→ 양계혈(陽溪穴)은 손등에 있는 혈자리로, 손가락을 폈을 때 엄지손가락을 따라 내려가다 손목 지점에 생기는 홈.

[얼굴 미용에는 얼굴색을 좋게 하는 혈자리도]

얼굴색이 나쁘면 그다지 좋은 인상을 주지 못한다. 얼굴색이 걱정 될 경우는 혈자리로 다스린다. 얼굴색이 검푸르다면 태충혈, 붉은 얼굴이라면 내관혈, 누르스름하면 족삼리혈, 삼음교혈, 창백하다면 태연혈, 검다면 용천혈과 태계혈에 뜸을 추가한다.

거친 피부, 머리카락이 고민

효과적인 혈자리

◉ 합곡혈(合谷穴)

◉ 족삼리혈(足三里穴)

◉ 양지혈(陽池穴)

◉ 용천혈(湧泉穴)

◉ 축빈혈(築賓穴)

거친 피부에는 혈의 기운을 보충한다. 피부가 나쁘면 머리카락도 나빠진다. 원인이 정신적인 경우도 많다. 신(腎)의 진화력(鎭火力)을 빌어 정신을 안정시키자. 특히 축빈혈은 정신적인 문제에 효과가 좋은 혈자리다. 신문혈을 추가해도 좋다.

→ 축빈혈, 안쪽 복사뼈 뒤의 움푹 팬 곳에서 5촌을 올라가 넙치근과 아킬레스건 사이에 있다. 아킬레스건은 단단하여 알기 쉬우므로 아킬레스건 안쪽의 가장자리를 손가락으로 더듬어 가면 찾기 쉽다.

→ 합곡혈(228쪽 참조), 족삼리혈(231쪽), 양지혈(231쪽 참조), 용천혈(227쪽 참조).

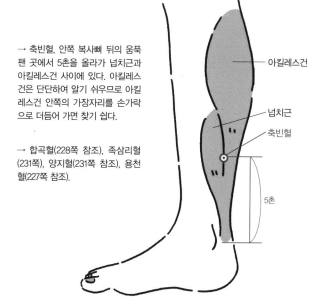

아킬레스건

넙치근

축빈혈

5촌

셀프 뜸
5

변비, 설사, 탈항, 치질

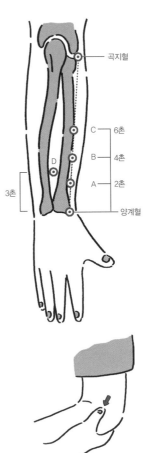

효과적인 혈자리

◉ **기문혈(其門穴)**

◉ **기각혈(其角穴)**

◉ **기정혈(其正穴)**

대장이 정상되면 변비도 설사도 없어진다. 탈항과 치질도 심해지기 전에 예방하자. 변비가 심할 때는 이 세 개의 혈자리에 '지구혈'(支溝穴)을 추가하자.

→ 양계혈, 곡지혈(曲池穴; 팔꿈치를 구부렸을 때 생기는 홈)을 연결하는 선상에서 기문혈은 양계혈에서 2촌(A), 기각혈은 4촌(B), 기정혈은 6촌 올라간 지점(C). 지구혈은 손등 쪽 손목 주름의 가운데에서 3촌 올라간 지점(D).

→ 곡지혈은 팔꿈치를 90°로 구부렸을 때, 팔꿈치 바깥쪽에 생기는 주름의 홈이 있는 지점이다.

셀프 뜸 6

위장, 호르몬 조절, 저혈압, 피로

효과적인 혈자리

◉ 족삼리혈(足三里穴)

족삼리혈은 여행을 자주 다녔던 마쓰오 바쇼(松尾芭蕉)가 뜸을 떴던 곳이다. 이 혈자리는 생명에너지를 활성화하고 피로 회복과 복부 증상들에 절대적인 효과를 발휘한다. 특히 저혈압인 사람에게 필요한 혈자리다. 여성호르몬의 조절이나 감기 예방에도 효과가 좋다.

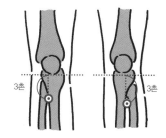

→ 족삼리혈은 무릎 바깥쪽 아래서 3촌 내려간 지점이다.

셀프 뜸 7

과로

효과적인 혈자리

◉ 양지혈(陽池穴)
◉ 노궁혈(勞宮穴)
◉ 용천혈(湧泉穴)

피로가 여러 날 계속되면 과로가 되고 족삼리혈 자극만으로는 충분하지 않게 된다. '기'의 보충에는 몸의 기운이 모이는 양지혈을 자극한다. 노궁혈은 만성 피로에 효과가 있는 혈자리로 뜸을 뜨지 않고 문질러도 효과를 얻을 수 있는 혈자리다.

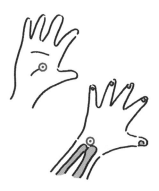

→ 양지혈은 손등 쪽, 손목 주름의 한가운데.

→ 노궁혈은 손바닥의 중앙.

→ 용천혈은 227쪽 참조.

셀프 뜸 8

산부인과 트러블

⊙ 삼음교혈(三陰交穴)

여성에게 중요한 세 가지 음(陰), '비'(脾), '폐'(肺), '신'(腎)의 경락이 교차하는 곳이라 하여 '삼음교'란 이름이 붙었다. 하나의 혈자리로 세 개의 경락을 보충할 수 있으므로 부인과계 질환의 치료에는 반드시 쓰인다. 두통을 가라앉히는 데도 효과적이다.

→ 삼음교는 안쪽 복사뼈에서 3촌(손가락 4개) 위 지점이다.

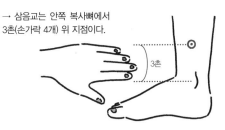

생리통

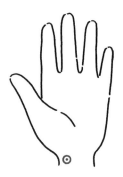

→ 태연혈은 엄지손가락 아래쪽에서 손바닥 쪽 손목의 가로선 위, 맥이 뛰는 곳.
→ 족삼리혈은 231쪽 참조. 태충혈은 226쪽 참조.

효과적인 혈자리

⊙ 삼음교혈(三陰交穴)

⊙ 족삼리혈(足三里穴)

⊙ 태연혈(太淵穴)

⊙ 태충혈(太衝穴)

생리통은 몸의 상태에 맞게 삼음교혈에 각각 다른 혈자리를 추가한다. 호르몬이 조절되지 않는다면 족삼리혈, 맥이 약하고 기의 순환이 불충분하다면 태연혈, 경혈이 덩어리진다면 태충혈을 추가한다.

임신의 안정,
입덧과 불임 치료

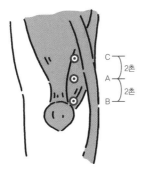

→ 혈해혈(A)은 무릎 뼈 안쪽 위,
통신혈(B)에서 2촌 올라간 지점.
이내정혈은 153쪽 참조.

이내정혈은 153쪽 참조.

효과적인 혈자리

◉ 삼음교혈(三陰交穴)

◉ 이내정혈(裏內庭穴)

◉ 혈해혈(血海穴)

◉ 통신혈(通腎穴)

◉ 통배혈(通背穴)

임신 중인 사람과 불임치료 중인 사람
에게는 삼음교혈과 함께 이내정혈을
추가한다. 위를 다스리는 효과가 있어
입덧은 물론 식중독에도 효과가 있다.
입덧에는 통신혈, 통배혈을 보하고 세
개의 혈자리 힘을 활용한다.

역산(逆産) 교정

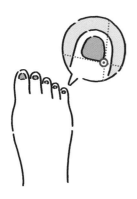

→ 지음혈은 발의 다섯째 발가락,
발톱뿌리의 바깥쪽.

효과적인 혈자리

◉ 삼음교혈(三陰交穴)

◉ 지음혈(至陰穴)

2~3일 마다 한 번, 좌우의 지음혈과
삼음교혈에 뜸을 뜬다. 뜨겁지 않게
되면 제거하고 같은 장소에 뜸을 뜬
다. 3~5개, 반복한다. 가장 효과를 기
대할 수 있는 주수(週數)는 28~30주
정도다.

부종

◉ 풍륭혈(豊隆穴)

◉ 승산혈(承山穴)

◉ 음릉천혈(陰陵泉穴)

몸에 남아도는 '수분'을 배출하려면 풍륭혈을 기본으로 승산혈과 음릉천혈을 추가한다. 이 책에서는 부종 개선을 위한 식생활 제안도 하는데 뜸과 병용하면 상승효과가 있다.

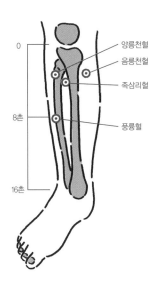

0

8촌

16촌

양릉천혈
음릉천혈
족삼리혈
풍륭혈

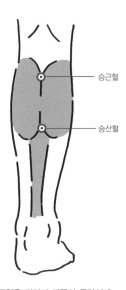

승근혈

승산혈

→ 풍륭혈은 바깥 복사뼈 위 8촌 지점, 무릎 바깥쪽 아래에 있는 돌출된 뼈에서 8촌 내려간 지점. 음릉천혈은 무릎 밑에서 10㎝ 정도 내려간 곳에서 무릎 안쪽을 만지면서 올라가다 뼈의 곡선에서 손가락이 멈추는 곳. 양릉천혈은 무릎 바깥쪽 아래 돌출된 뼈 아래 움푹 들어간 부위.

→ 승근혈은 정강이 뒤쪽의 중앙선에서 근육이 가장 볼록하게 솟은 지점. 승산혈은 다리에 힘을 주어 생기는 근육(장딴지근)에서 아킬레스건으로 이어지는 지점. 아킬레스건의 뒷면을 손가락으로 쓸어 올렸을 때 손가락이 멈추는 곳.

요통

효과적인 혈자리

◉ 요통점혈(腰痛点穴)

◉ 양릉천혈(陽陵泉穴)

◉ 승근혈(承筋穴)

다리에 손이 닿지 않을 정도의 심한 요통에 시달려도 요통점혈은 손에 있으므로 뜸을 뜰 수 있다. 요통점은 좌우 두 개씩, 모두 네 개가 있는데 눌렀을 때 아픈 혈자리를 자극한다. 크게 차이를 느끼지 못할 경우 네 곳을 모두 자극해도 좋다. (혈자리를 동시에 자극하면 효과가 뛰어나다.) 양릉천혈은 근육 전반에 효과가 있으며, 특별히 허리를 비트는 동작에 효과가 있다. 승근혈은 허리의 전후 동작에 효과가 높다.

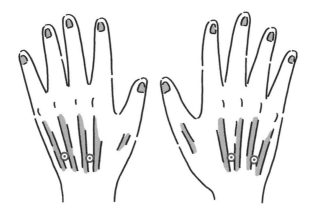

→ 손 등에 있는 요통점혈은 '둘째손가락과 가운데 손가락' 그리고 '넷째 손가락과 다섯째 손가락' 각각의 교차점에서 뼈 사이를 느끼면서 손목 쪽으로 내려가다 손가락이 멈추는 곳. 양릉천혈과 승근혈은 234쪽 참조.

셀프 뜸 11

살을 빼고 싶다(체중 감량)

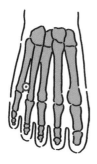

→ 발 등의 지오회혈은 네 번째 발가락, 다섯째 발가락 사이, 발가락 뿌리에서 1촌 정도 올라간 부위에 있는 홈.
→ 음릉천혈은 234쪽 참조.

효과적인 혈자리

◉ 음릉천혈(陰陵泉穴)

◉ 지오회혈(地五會穴)

감량의 기본은 식욕의 지나친 폭주를 막고 몸의 대사를 호전시키는 것이다. 음릉천혈은 몸의 습기를 배출시키면서 대사를 높여 준다. 지오회혈은 체중 감량 외에도 좌골신경통, 목신경통, 눈의 피로, 가려움, 이명 등에 효과가 있다.

셀프 뜸 12

목 · 어깨의 통증과 결림으로 인한 두통

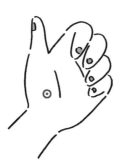

→ 어제혈은 근육이 볼록하게 튀어나와 물고기 배처럼 보이는 부위로, 엄지두덩의 바깥쪽 중앙의 피부색이 다른 부위로, 눌렀을 때 반응이 있는 부위다.
→ 합곡혈, 양계혈은 228쪽 참조.

효과적인 혈자리

◉ 어제혈(魚際穴)

◉ 합곡혈(合谷穴)

◉ 양계혈(陽溪穴)

평소 생활에서 피로가 몸의 앞부분과 뒷부분, 어느 쪽에 생기는지 판단한다. 앉아서 하는 일이나 PC작업으로 인한 피로는 몸의 앞부분이 피곤하므로 어제혈을. 반대로 서서 하는 일이나 짐을 옮기는 일이 많다면 합곡혈을. 자극을 원할 때는 양계혈을 추가한다.

구토, 현기증

효과적인 혈자리

◉ 공손혈(公孫穴)

◉ 내관혈(內關穴)

◉ 외관혈(外關穴)

속이 메슥거릴 때는 공손혈에, 차멀미나 정신적으로 불안정한 때는 내관혈에, 심한 위경련이나 긴장했을 때는 외관혈에 뜸을 뜬다. 공손혈과 내관혈이나 외관혈 어느 한 곳에 뜸을 뜨는 것도 좋다.

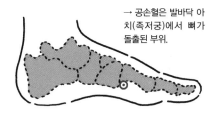

→ 공손혈은 발바닥 아치(족저궁)에서 뼈가 돌출된 부위.

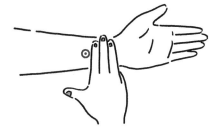

→ 내관혈은 손바닥 쪽 손목 주름의 중앙에서 2촌 올라간 곳.

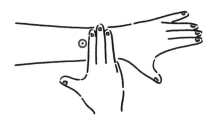

→ 외관혈은 지구혈(230쪽 참조)의 1촌 아래로, 손목 주름의 중앙에서 2촌 올라간 곳.

동양의학의 기초 노트
:역이란 학문의 기본

"동양 문명은 봉(棒)이다"

이렇게 말하면 '대체 무슨 말이지?'하고 생각할 것이다. 우선 중국의 가장 오랜 서적 《역경(易經)》의 이야기를 하겠다. 역(易)이라 하면 "점이란 맞기도 하고 안 맞기도 하다"라는 속담을 떠올리는 사람이 있겠지만, 역경은 원래 천문학을 포함한 자연과학이다.

천체를 관찰하여 달의 차고 기움, 각 혹성(수성, 금성, 목성, 화성, 토성)이 어느 방위에 나타나는지를 안다. 이것이 역이란 학문의 기본이다. 다시 말해 역은 지구의 운행 그 자체이며 자연의 변화 자체이다. 이 지식을 집약한 것이 '태극도'(240쪽 참조)이다. 태고의 옛날, 자연을 파악하는 것이 '생명'과 직결되어 있었다. 언제 씨앗을 뿌리고 언제 수확할 것인지, 많은 수확물을 얻으면 먹는 것에 고통 받지 않고 안심하고 생활할 수 있다. 그

지식이 '역'이다.

역(易)은 날-일(日)과 달-월(月)이란 한자로 이루어진다. '일'(日)이란 봉(棒) 즉, 막대기로 보는 해시계를 말한다. 태극도는 1년 동안 막대기의 그림자를 관찰, 기록한 결과이기도 하다. 실제로 1년이 365.25일이란 사실은 3500년도 더 전부터 알고 있었다. 조상들은 해시계 막대기의 길이로 처음 하지와 동지를 발견하였고 나아가서는 낮과 밤의 시간이 거의 같아지는 춘분, 추분을 발견했다. 이것을 더욱 세분화하면 24절기(240쪽 참조)가 되는 것이다.

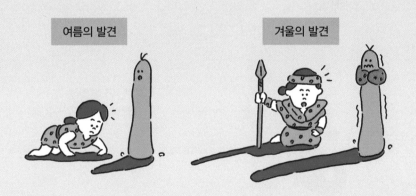

막대기의 그림자를 기록하여
발견한 불변의 법칙

여름의 발견
겨울의 발견

[24절기를 나타낸 원시 태극도]

1년을 15일마다 24절분한 그림자를 기록한 그림. 곡선 부분은 그림자의 길이를 나타낸다. 24절기는 몇 천 년 동안을 변함없이 반복되어 온 1년의 변화를 15일마다 기록한 것이라 할 수 있다.

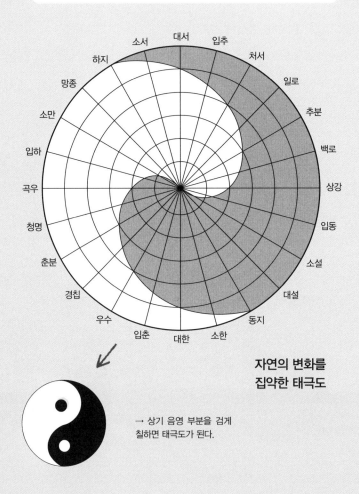

**자연의 변화를
집약한 태극도**

→ 상기 음영 부분을 검게
칠하면 태극도가 된다.

현대인은 문명의 발달로 자연에 순응하며 살아가는 것을 어느 정도 무시하며 생활하고 있다. 예컨대 춥고 더운 차이를 의복뿐 아니라 냉방이나 난방 등 에어컨 설비로 조절하고 있어 몸은 계절 감각에서 벗어나 버렸다. 식사 역시 마찬가지이다. 토마토나 무 등을 제철과 상관없이 언제 어디서나 구입할 수 있다. 그 결과, 생활에 계절감이 없어지고 몸에 이상이 일어나기 쉬운 환경이 되었다.

그에 비해 제철 음식은 영양이 가득할 뿐 아니라 그 영양 성분이 몸을 기후에 적응할 수 있게 조절해 주는 역할을 하고 있다. 그러므로 현대를 사는 여성은 계절감을 되찾아 자연치유력을 높이고 건강하고 아름다운 상태로 자신을 이끌 필요가 있다. 그 첫 걸음이 달력을 이해하는 것이다. 그리고 사계절을 이해하여 어떤 대책을 세우는 것이 좋은지 배우는 것이다. 생활에 계절을 받아들이고 몸이 자연으로 돌아갈 수 있게 하여(Back to basic) 기쁘고 즐거운 일들을 늘려 나가자.

동지와 하지는 음양의 절정

:세상에 존재하는 모든 것을 상반된 음양

태극도는 자연의 변화를 음양으로 표현한 그림이다. 조상들은 막대(해시계)의 그림자가 '가장 길 때=가장 춥다'(동지), '가장 짧을 때=가장 덥다'(하지)는 사실을 발견했다. 그리고 **동지는 음이 절정에 달한 상태, 하지는 양이 절정에 달한 상태**라고 생각했다. 음(陰)의 글자는 해가 닿지 않는 모습을 나타낸다. 이로부터 동양철학은 이 세상에 존재하는 모든 것을 상반된 음양으로 이분화했다.

또한 세계는 음양 어느 한쪽만으로는 성립되지 않는다. **음과 양은 서로 대립하거나 보완하며 존재한다. 규칙적으로 강해지거나 약해진다. 이것을 음양소장(陰陽消長)이라 한다.** 어느 해는 겨울이 길고 어느 해는 여름이 긴 것이 아니라 어느 해나 규칙적으로 음양이 변화하는 것이다.

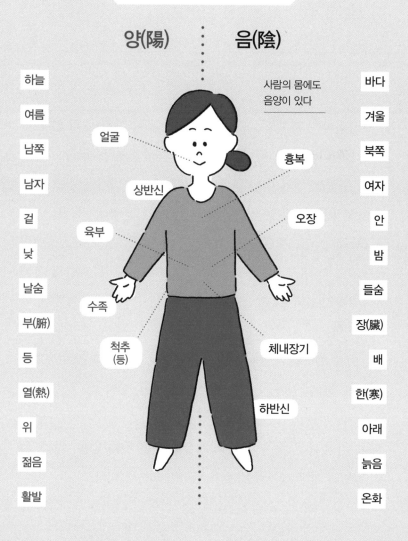

세계는 음과 양의 균형으로
성립되어 있다

양(陽) ┊ 음(陰)

사람의 몸에도
음양이 있다

양(陽)	음(陰)
하늘	바다
여름	겨울
남쪽	북쪽
남자	여자
겉	안
낮	밤
날숨	들숨
부(腑)	장(臟)
등	배
열(熱)	한(寒)
위	아래
젊음	늙음
활발	온화

얼굴
흉복
상반신
육부
오장
수족
척추(등)
체내장기
하반신

태양의 운행에 기초한 진짜 사계절
:인간이 자연과 함께 살아가는 리듬

동양철학은 계절도 음과 양으로 나누었다. **사계절의 전 단계로서 음양이라는 큰 두 개의 계절**이 있는 것이다. 양은 씨에서 발아, 무성한 잎의 이미지(춘하). 씨앗(양)이 있어야 비로소 사물이 시작된다. '음'은 사물이 결실을 맺어 그 양의 기운을 안으로 간직하는 이미지(추동). 다음 봄을 기다리는 것이다. 이 이미지에 기초한 춘하추동을 음력이라 부르는데 본래 태양의 운행과 합치되며 인간이 자연과 함께 살아가는 리듬(체내시계)에 따른 것이다.

나아가 **하나의 계절을 전반과 후반으로 나누어 파악하면 모두 8개로 나눌 수 있다.** 이것을 팔절(八節)이라 한다. 그 구분은 낮과 밤의 길이가 거의 같아지는 춘분, 추분, 일조 시간이 가장 긴 하지, 가장 짧은 동지이다. **사계절을 구분 짓는 입춘, 입하, 입추, 입동과 함께 사계팔절(四季八節)이 되는 것이다.**

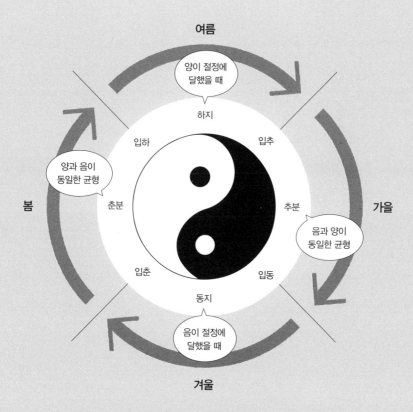

사계절의 음양 변화는 태극도에 따라 생각할 수 있다

여름

양이 절정에 달했을 때

하지

입하   입추

양과 음이 동일한 균형

봄   춘분   추분   가을

음과 양이 동일한 균형

입춘   입동

동지

음이 절정에 달했을 때

겨울

봄(양)	입춘(2월 4일경)에서 입하 전날까지 3개월
여름(양)	입하(5월 5일경)에서 입추 전날까지 3개월
가을(음)	입추(8월 7일경)에서 입동 전날까지 3개월
겨울(음)	입동(11월 7일경)에서 입춘 전날까지 3개월

사계절을 오행설로 생각한다

:다섯 속성으로 분류하는 사고방식

　음양을 바탕으로 사계가 생기고 이것에 가운데(중앙)란 발
상이 더해져 세계를 다섯으로 분류하는 학문이 탄생했다. 이를
'오행설'(五行說)이라 하는데 **자연계에 존재하는 것을 '목화토금
수'(木火土金水)의 다섯 속성으로 분류하는 사고방식**이다.

　더운 여름은 태양 그 자체로 타오르는 '화(火)'로 분류된다.
추운 겨울은 '수'(水), 대지에서 솟는 샘과 같이 생명을 조용히
키우는 이미지이다. 쑥쑥 성장하는 봄은 위로 뻗는 이미지의
'목'(木). 수확의 가을은 '금'(金)로 금속 그 자체를 나타내며 모
아 배분하는 결실의 이미지로 볼 수 있다. 마지막으로 '토'(土),
이것은 대지를 나타내며 중앙에 위치(만물을 기르고 보호)한다
고 생각한다. 계절로써는 장하(長夏)라 하여 장마가 시작될 즈
음의 푹푹 찌는 여름과 사계의 환절기가 '토'가 된다.

　오행설에 따른 계절의 분류는 춘하추동의 양생에서 중요한
지침이 된다.

오행분류표

	오행(五行)	목(木)	화(火)	토(土)	금(金)	수(水)
오행의 기본	오행(계절)	봄(春)	여름(夏)	장마(長夏)(殘暑) 계절의 환절기	가을(秋)	겨울(冬)
	오기(五氣)	풍(風)	열(熱)	습(濕)	조(燥)	한(寒)
	오색(五色)	청(靑)	적(赤)	황(黃)	백(白)	흑(黑)
	오방(五方)	동(東)	남(南)	중앙(中央)	서(西)	북(北)
오장과 몸의 관계	오장(五臟)	간(肝)	심(心)	비(脾)	폐(肺)	신(腎)
	오부(五腑)	담(膽)	소장(小腸)	위(胃)	대장(大腸)	방광(膀胱)
	오주(五主)	힘줄(筋)	혈맥(血脈)	기육(肌肉)	피모(皮毛)	골수(骨髓)
	오미(五味)	신맛	쓴맛	단맛	매운맛	짠맛
	오지(五志)	노(怒)	희(喜)	사(思)	비(悲)·우(憂)	공(恐)·경(驚)
	오관(五官)	눈	혀	입(입술)	코	귀
	오액(五液)	눈물	땀	군침	콧물	침
오장을 보충하는 음식	오과(五果)	자두	살구	대추	복숭아	밤
	오채(五菜)	부추	염교	해바라기	파	콩잎
	오곡(五穀)	보리	기장	피	벼(쌀)	콩(대두)
	오축(五畜)	닭	양	소	말	돼지

오장육부란 무엇인가

:특징과 각각의 관계성을 규정

    음양론과 함께 동양의학의 근간을 이루는 오행설(五行說)은 건강관리의 기본이 되는 장부(오장육부)의 특징과 각각의 관계성을 규정한다.

    오장은 '간, 심, 비, 폐, 신', 육부는 '담, 소장, 위, 대장, 방광, 삼초'(三焦)로 표기한다. 이 책에서는 서양의학의 장기에는 '심장, 간장, 비장, 폐장, 신장'이라고 장(臟)을 붙인다. 동양의학의 '간'과 서양의학에서 말하는 '간장'은 다르다. '간'은 '간장' 본체보다 넓은 생리 기능을 갖는다. 다른 장부도 마찬가지다. 장부의 위치는 동양의학도 서양의학도 크게 다르지 않지만 어떤 기능을 하는지 그것을 받아들이는 방법이 다르다. **오장은 기, 혈, 수(진액)를 골고루 공급할 뿐 아니라 각각 정기를 담고 있어 정신 활동까지를 관장한다. 육부는 중공(中空) 기관으로 음식물을 소화 흡수하여 영양을 얻는다.**

오장육부의 주요 기능

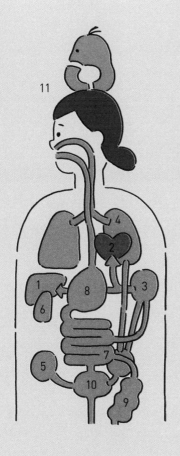

1	간	기혈의 흐름을 조절하고 혈액을 저장해 온몸의 혈액량을 조정한다. '혼'(魂)이 담긴 판단력의 근원.
2	심	오장육부를 통괄. 온몸에 피를 돌게 한다. 정신활동까지 통괄.
3	비	소화흡수의 중심. 음식물에서 얻은 영양을 온몸에 공급한다. 진액(체내 수분)을 만들어 폐로 보낸다.
4	폐	호흡을 통해 하늘의 양기를 받아들이고 피와 진액을 몸 전체로 보낸다.
5	신	타고난 에너지를 저장하여 원기를 가져온다. 깊은 호흡과 수분을 조절한다. 인내력의 근원.
6	담	담즙을 만들어 배출한다. 비위를 돕는다. 결단력의 근원.
7	소장	위에서 내려 보낸 음식물을 청탁(淸濁)으로 나눈다. 청은 필요한 것 탁은 불필요한 것을 가리킨다.
8	위	음식물을 소화흡수한다. 비와 함께 기능한다. 기를 온몸으로 보내는 원천.
9	대장	소장에서 보낸 음식물의 수분을 흡수하고 분변으로 배설한다.
10	방광	폐, 비, 신. 삼초의 작용으로 온몸을 돌고난 수분이 모여 소변으로 배설된다.
11	삼초	기, 혈, 수(진액)를 온몸으로 배분하고 수분대사를 조절한다. 구체적인 장기는 없다.

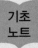

사계절을 파악하여 건강해진다

:소우주인 인체의 기본 법칙도 발견

"1년의 자연 변화를 파악하고 계절에 맞는 생활을 하면 병에 걸리지 않는다."

이것은 2천 년도 더 된 중국에서 가장 오래된 의학서 《황제내경 소문(素問)》에 있는 말이다. 이 책에는 동양의학자가 배우는 진단법과 치료법뿐 아니라 일반 사람들에게 도움이 되는 양생의 정보가 가득하다.

그중에 하나인 **절기양생은 태양의 1년 운행을 24분할하여 24절기마다 어떻게 생활하면 건강할 수 있는지를 나타낸 것이 양생의 기본이다.** 하나의 절기는 15일로, 이 15일 동안에 실천해야 할 생활습관과 식사 등을 제안해 놓았지만, 24절기를 완전히 파악하여 생활하는 것은 초보자에게는 꽤 어려운 작업이다. 그래서 우선 춘하추동의 사계절을 파악하고 사계절 생활법의 기본을 이해할 수 있도록 사계 양생을 중심으로 소개했다.

사계 다음으로 춘분, 추분, 하지, 동지를 추가한 팔절(八節)

(244, 245쪽 참조)을 이해하자. 정확히 춘하추동을 전반과 후반으로 나눌 수 있는 형태가 된다. 이 책에서는 입춘(2월 4일경)을 시작으로 하여 봄의 항목 전반은 입춘에서 주의해야 할 것과 대책을 소개하고 있다. 계속 봄의 장을 읽어나가면 2월, 3월, 4월 계절이 바뀌는 순서를 따르고 있다. 여름이 되기 전에, 여름 직전의 양생을 알 수 있는 식이다.

한편 역(易)의 목적 중 하나가 '식'(食)의 안정이라고 했는데 식의 안정은 부를 낳았고 부를 가진 자는 건강과 장수를 원하게 되었다. 그 속에서 탄생한 것이 동양의학이다. 동양의학의 목적은 건강과 장수. 그 목적 달성을 위한 부지런한 노력이 몇 천 년이나 반복되어 왔다. 그리고 역은 천체, 환경 등 지구의 기본 법칙을 알아낸 동시에 소우주인 인체의 기본 법칙도 발견해왔다. 현대를 사는 우리 인간도, 아니 현대인이야말로 필요한 지식이 보물처럼 담겨있는 것이다.

○ ○ ○
마치며

동양의학식 양생술, 어떠셨습니까?

일찍 자고 일찍 일어나기, 계절의 식재 섭취하기
몸을 따뜻하게 하고 차게 하지 않기 등등
굳이 말하지 않아도 알고 있는데…
라고 생각하셨습니까?

하지만 동양의학의 사고방식을 따르다 보면
각각에 합리적인 증거와 의미가 있다는
사실을 알게 되었을 것입니다.
이유나 구조를 이해하게 되자 이상하게도
실천해볼까, 라는 기분이 들지 않았습니까?

중요한 것은 계절에 맞는 양생을 실천하는 것입니다.

'몸'과 '마음'이

무리하지 않게 하는 것을 최우선으로 하면서

복장이나 식사, 생활 스타일 무엇이든 괜찮습니다.

우선 어느 하나라도

여러분의 생활과 마음에 받아들여진다면

정말 행복하겠습니다.

o 참고문헌

『黄帝内經二十四節氣養生全書』
常學輝 편저 (西北國際)

『東洋醫學 教科書』
平馬直樹, 浅川要, 辰巳洋 감수 (대추社)

『프로가 가르치는 東洋醫學의 모든 것』
平馬直樹, 浅川要, 辰巳洋 감수 (대추社)

『董氏奇穴實用手冊』邱雅昌編 著 (人民衛生出版社)

『黄帝内經 上 素問』池田政一 著 (圖書出版 청홍)

『醫易同源 易經』周春才 著 (圖書出版 청홍)

『溫灸入門』(釜屋)

『資源 應用藥用植物學』奥田拓男 著 (廣川書店)

『神農本草經』森養竹 著 (昭文堂)

『黄帝内經白話詳解』鄭紅斌 著 (大店出版社)

역자
이주관

부산 주관한의원 원장으로 동국대학교 한의과대학을 졸업했다. 대한한방성장학회 전 회장, 인제대학교 물리치료학과 외래교수 역임했으며, 한의사모임 맥진내경치법연구회장, 한의자연요법 지부회장이다.
『근골격계 질환과 테이핑요법의 임상 실제』, 『침구진수』, 『그림으로 보는 수진』, 『건강을 얼굴에서 찾다-망진면진』, 『향기치료: 아로마테라피와 첨단의료』 등의 번역서와 『고려의학 침뜸치료의 묘미』, 『맨손요법의 진가』를 감수했다. 또한 MBC · KBS · KNN 등 건강프로그램에 다수 출연했다.
• http://www.주관한의원.com/
• 휴대전화 : 010-9315-6633
• e-mail : jook1090@hanmail.net

이진원

경희대학교 일어일문학과 졸업하고 현재 번역 에이전시 엔터스코리아 출판기획 및 일본어 전문 번역가로 활동하고 있다.
『아침을 걸러도 건강하게 살 수 있다』, 『내 몸을 살리는 면역의 힘』, 『암을 이기는 면역력』, 『보이지 않는 힘』, 『일본 최고의 명의가 알려주는 의사에게 기대지 않고 사는 법』, 『혈관은 수명을 결정짓는다』, 『왜 내 몸은 항상 차가운 걸까』, 『40세 부터는 식습관 바꿔야 한다』, 『혈관을 튼튼하게 만드는 23가지 습관』, 『뇌 안에 잠든 기억력을 깨워라』, 『50세가 넘어도 30대로 보이는 생활습관』, 『여자도 모르는 여성호르몬의 모든 것』, 『업무 달인에게 배우는 비즈니스 글쓰기』, 『내 삶을 업그레이드하는 혼자만의 시간』, 『프랑스인 멘토가 짚어주는 매직 포인트 49』, 『당신의 매력지수를 높여주는 센스의 기술』, 『1일 30분 : 인생 승리의 공부법 55』 등 다수의 역서가 있다.

황제내경 365일 양생을 말하다

예쁜 몸과 아름다운 마음으로 사는 법

1판 1쇄 발행 2018년 7월 10일

지은이   스즈키 치세(鈴木知世)
옮긴이   이주관 이진원
발행인   최봉규
발행처   청홍(지상사)
등록번호   제2017-000074호
등록일자   1999. 1. 27.
주소   서울 용산구 효창원로64길 6 일진빌딩 2층
우편번호   04317
전화번호   02)3453-6111 팩시밀리 02)3452-1440
홈페이지   www.cheonghong.com
이메일   jhj-9020@hanmail.net

한국어판 출판권 ⓒ 청홍(지상사), 2018
ISBN   978-89-90116-81-9 03510

이 도서의 국립중앙도서관 출판시도서목록(CIP)은 e-CIP홈페이지(http://www.nl.go.kr/ecip)와
국가자료공동목록시스템(http://www.nl.go.kr/kolisnet)에서 이용하실 수 있습니다.
(CIP제어번호: CIP2018016780)